U0215991

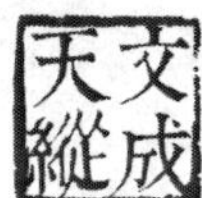
文成
天縱

中醫古籍稀見稿抄本輯刊

ZHONGYI GUJI XIJIAN GAO-CHAOBEN JIKAN

李鴻濤 主編

19

廣西師范大學出版社
GUANGXI NORMAL UNIVERSITY PRESS
·桂林·

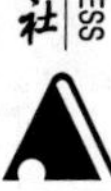

第十九册目録

傷寒指歸六卷

（太陰少陰壬編、厥陰癸編）

〔清〕戈頌平撰

清宣統元年（一九〇九）抄本

傷寒指歸

太陰
少陰壬編

竹生

太陰篇

太陰之為病腹滿而吐食不下自利益甚時腹自痛

若下之必胷下結鞕

本太陽病醫反下之因而腹滿時痛者屬太陰也桂

枝加芍藥湯主之大實痛者桂枝加大黃湯主之

太陰為病脈弱其人續自便利設當行大黃芍藥者

宜減之以其人胃氣弱易動故也

傷寒脉浮而緩手足自温者繫在太陰太陰當發身黄若小便自利者不能發黄至七八日雖暴煩下利日十餘行必自止以脾家實腐穢當去故也

太陰病欲解時從亥至丑上

太陰病脉浮者可發汗宜桂枝湯

自利不渴屬太陰以其藏有寒故也當溫之宜四逆輩

太陰中風四肢煩疼陽微陰濇而長者為欲愈

少陰篇

少陰之為病脉微細但欲寐也

少陰病欲吐不吐心煩但欲寐五六日自利而渴者

傷寒指歸　太陰篇卷之四原文　卒

屬少陰少字讀上聲

屬少陰也虛故引水自救若小便色白者少陰病形悉具小便白者以下焦虛有寒不能制水故令色白也

病人脉陰陽俱緊反汗出者亡陽也此屬少陰法當咽痛而復吐利

少陰病欬而下利譫語者被火氣刼故也小便必難

以強責少陰汗也

少陰病脉細沉數病為在裏不可發汗

少陰病脉微不可發汗亡陽故也陽已虚尺脉弱濇

者復不可下之

發汗若下之病仍不解煩躁者茯苓四逆湯主之

少陰病脉緊至七八日自下利脉暴微手足反温脉

緊反去者為欲解也雖煩下利必自愈

少陰中風脉陽微陰浮者為欲愈

少陰病欲解時從子至寅上

少陰病吐利手足不逆冷反發熱者不死脉不至者

灸少陰七壯

少陰病八九日一身手足盡熱者以熱在膀胱必便

血也

少陰病但厥無汗而强發之必動其血未知從何道出或從口鼻或從目出是名下厥上竭爲難治

少陰病下利若利自止惡寒而踡卧手足溫者可治

少陰病惡寒而踡時自煩欲去衣被者可治

少陰病惡寒身踡而利手足逆者不治

少陰病四逆惡寒而身踡脈不至不煩而躁者死
少陰病吐利手足厥冷煩躁欲死者吴茱萸湯主之
少陰病吐利躁煩四逆者死
少陰病下利止而頭眩時時自冒者死
少陰病六七日息高者死
少陰病脈微細沈但欲卧汗出不煩自欲吐至五六

日自利復煩躁不得卧寐者死

少陰病始得之反發熱脉沈者麻黄附子細辛湯主之

少陰病得之二三日麻黄附子甘草湯微發汗以二

三日無裏證故微發汗也

少陰病得之二三日以上心中煩不得卧黄連阿膠

湯主之

少陰病得之一二日口中和其背惡寒者當灸之附子湯主之

少陰病身體痛手足寒骨節痛脉沈者附子湯主之

少陰病下利便膿血者桃花湯主之

少陰病二三日至四五日腹痛小便不利下利不止便膿血者桃花湯主之

少陰病下利便膿血者可刺

少陰病下利咽痛胷滿心煩者猪膚湯主之

少陰病二三日咽痛者可與甘草湯不差者與桔梗湯

少陰病咽中傷生瘡不能語言聲不出者苦酒湯主之

少陰病咽中痛半夏散及湯主之

少陰病下利白通湯主之

少陰病下利脉微者與白通湯利不止厥逆無脉乾嘔煩者白通加猪膽汁湯主之服湯脉暴出者死微續者生

少陰病二三日不已至四五日腹痛小便不利四肢

沈重疼痛自下利者此爲有水氣其人或欬或小

便利或下利或嘔者眞武湯主之

若欬者加五味子半升細辛乾薑各一兩

若小便利者去茯苓

若下利者去芍藥加乾薑二兩

若嘔者去附子加生薑足前成半觔

傷寒指歸　少陰篇卷之五原文　奎

少陰病下利清穀裏寒外熱手足厥逆脈微欲絶身
反不惡寒其人面赤色或腹痛或乾嘔或咽痛或
利止脈不出者通脈四逆湯主之
面赤色加葱九莖
腹中痛者去葱加芍藥二兩
嘔者加生薑二兩

咽痛者去芍藥加桔梗一兩

利止脉不出者去桔梗加人參二兩

少陰病四逆其人或欬或悸或小便不利或腹痛或

泄利下重者四逆散主之

加減法欬者加五味子乾薑各五分並主下利

悸者加桂枝五分

傷寒指歸　少陰篇卷之五原文　寅

小便不利者加茯苓二分

腹中痛者加附子一枚炮令坼

泄利下重者先以水五升煮薤白三升去滓以散三

方寸匕内湯中煮取一升半分温再服

少陰病下利六七日欬而嘔渴心煩不得眠者猪苓

湯主之

少陰病得之二三日口乾咽燥者急下之宜大承氣湯

少陰病自利清水色純青心下必痛口乾燥者急下之宜大承氣湯

少陰病六七日腹脹不大便者急下之宜大承氣湯

少陰病脉沈者急溫之宜四逆湯

傷寒指歸　少陰篇卷之五原文　完

少陰病飲食入口則吐心中溫溫欲吐復不能吐始得之手足寒脉弦遲者此胷中實不可下也當吐之若膈上有寒飲乾嘔者不可吐也急溫之宜四逆湯

少陰病下利脉微濇嘔而汗出必數更衣反少者當溫其上灸之

傷寒雜病論太陰篇指歸卷之四

太陰篇

太陰之為病，腹滿而吐，食不下，自利益甚，時腹自痛，若下之，必胷下結鞕。

太陰象地，屬土，陰液包藏土中，應太陽陽氣主闔，陽氣先陰而闔，陰土陰液不闔，曰太陰之為

地之陰液上升以和其陽天之陰氣下降以固其陽地之陰液不升天氣不降

吐逆也腹復也病陽氣先陰而開陽無陰固不來復腹中太陰陰土失其陽疏腹中氣滿而逆食不能下曰〔病〕腹滿而吐食不下甚劇也陰土之液不應陽闔其液自半裏利半表下益劇曰自利益甚時午時也痛不通也至午時陽氣不來復腹裏陰氣不通曰時腹自痛下之指半裏表下

陰液也必分極也胃土下脾土也如半裏下陰液不能從陽氣極於子明於卯交姤於午脾土陰堅曰若下之必胃下結鞕

腹滿時痛者大實痛者此二句分明不可含糊

本太陽病醫反下之因而腹滿時痛者屬太陰也桂枝加芍藥湯主之大實痛者桂枝加大黄湯主之

本始也醫意也反向還也下半裏下也之往也始太陽開病陽氣浮半表下以意會之向還半裏下陰液前往半表以和其陽曰本太陽病醫反下之因半裏下陰液不和陽氣前往半表來

傷寒指歸　太陰篇卷之四　三

復半裏太陰土氣不疏主桂枝湯溫半裏上之

而腹滿時痛者屬

陰加芍藥疏泄土氣半裏上陰溫土疏陽氣來

復曰因而腹滿時痛者屬太陰也桂枝加芍藥

湯主之大半表也實不通也半表下陽氣不來

復半裏上太陰土氣板實不通而痛者主桂枝

湯溫半裏上之陰加大黃疏泄半裏下土實半

加字著意

裏上陰温半裏下土疏不實曰大實痛者桂枝加大黄湯主之

桂枝加芍藥湯方

桂枝 三兩 芍藥 六兩 甘草 三兩

生薑 三兩 大棗 十二枚擘

右五味以水七升煮取三升去滓分温三服

桂枝加大黃湯方

即前方加大黄二兩

設當行大黄芍藥者指上文桂枝加芍藥湯桂枝加大黄湯

太陰為病脉弱其人續自便利設當行大黄芍藥者宜減之以其人胃氣弱易動故也

胃為陽土得陰自強脾為陰土得陽自健弱不強不健也太陰脾土全賴太陽大氣疏泄太陰脾土之陰不疏為病其陰不能得陽氣自健半裏轉運半表以強其陽曰太陰為病脉弱續繼

續也便順利也其陽若能得陰液繼續自強半表順利半裏自健其陰曰其人續自便利以因也易交易也動摇也假令當行大黄芍藥者宜減之減之之原因其人之陽氣不能得陰自強半表恐苦寒氣味傷半裏之陰不能交易半表之陽反摇動陰土之基曰設當行大黄芍藥者

宜減之以其人胃氣弱易動故也

傷寒脈浮而緩，手足自温者，繫在太陰。太陰當發身黄，若小便自利者，不能發黄。至七八日，雖暴煩下利日十餘行，必自止，以脾家實，腐穢當去故也。

浮，陽浮也。緩，舒緩也。陽氣舒緩於表，不藏於裏，曰傷寒脈浮而緩。手足，應乎表裏，繫，留滯也。陽氣舒緩於表，不藏於裏，陰液留滯土中，曰手足舒緩於表四字讀之勿拘泥。

傷寒指歸　太陰篇卷之四　七

自温者繫在太陰。陰液留滯土中不能發揚屈伸表裏土失水榮而發黄。曰太陰當發身黄如裏之陰液得陽氣轉運自利於表者土得水榮曰若小便自利者不能發黄。七八日午未時也雖假令也陽氣闔午向幽昧處去藏於卯假令暴煩下利日十餘行是太陰土中留滯之水得陽氣震動暴煩下利曰至七八日雖暴煩下利日十餘行陽氣内藏土中津液輸轉下利自止曰必自止脾土重濁之陰得陽氣疏泄不實於裏曰以脾家實腐穢當去故也

腐穢二字指太陰土中留滯之水

傷寒指歸　太陰篇卷之四　八

津液即水也太陽大氣不藏脾土中其陰不得陽開陽氣藏脾土中陽開其陰亦開所謂太陽主開太陰亦主開陰液土中水氣也

太陰病欲解時從亥至丑上、

太陰象地屬土津液包藏其中應太陽陽氣主開太陽開太陰不隨陽開則液停土中陰陽相背表裏則不解陰極於亥得陽氣藏邪陰液合陽氣開于交紐於丑引達於寅陰土氣疏陰液不停曰太陰病欲解時從亥至丑上

內經云膀胱
者州都之官
津液藏焉氣
化則能出矣

陽氣內藏太陰土中陰得陽開陽至半表其陽不浮半表脈中如陽氣動半表下脈中過甚其陰液外達毛竅不內和經道脈中之陽

太陰病脈浮者可發汗宜桂枝湯

浮陽浮也發起也太陰陰土之液合脈中陽氣開於子浮半表下者可起陰土之液回還半表上適桂枝湯甘溫之理溫半裏上之陰半裏上陰溫土疏陰陽氣液循半表經道來復於午曰

太陰病脈浮者可發汗宜桂枝湯

自利不渴屬太陰以其藏有寒故也當溫之宜四逆輩

自從也津液包藏太陰土中得太陽大氣蒸運流轉四方一息不停若太陽大氣不能蒸運土中陰液流轉四方從半裏利半表下其口當渴而口不渴者因太陽大氣不足太陰陰藏也曰

自利不渴屬太陰以其藏有寒故也。當主也之指太陰陰藏也主温太陰陰藏適四逆輩甘温之理助太陽大氣蒸運陰土之液流轉四方毋使從半裏利半表下曰當温之宜四逆輩。

太陰中風四肢煩疼陽微陰濇而長者為欲愈

四肢內應脾土陽氣不藏脾土中閉塞成冬得浮於外肢末煩疼曰太陰中風四肢煩疼微衰也濇不滑也陽氣衰微半裏脾土陰濇不滑曰陽微陰濇而如也長進也如陽氣藏脾土中合陰液前進半表者曰而長者為欲愈

傷寒雜病論太陰篇桔歸卷之四終

傷寒雜病論少陰篇指歸卷之五

少陰篇

少陰之為病脈微細但欲寐也

亥為老陰陰合陽氣從子樞開為之少陰微幽微處也細不足也寐之言迷也不明之意少陰之為病脈道中幽微處陰陽氣液從子樞開不

足其神志昏迷不明、曰少陰之爲病脉微細但欲寐也。

屬少陰句少陰少字讀上聲非老少之少

少陰病欲吐不吐心煩但欲寐五六日自利而渴者屬少陰也虛故引水自救若小便色白者少陰病形悉具小便白者以下焦虛有寒不能制水故令色白也

吐舒也欲吐不吐謂陰中陽氣從子欲舒不舒陰中陽氣欲舒不舒形證心煩陰中陽氣欲舒

不舒神志迷而不明曰少陰病欲吐不吐心煩但欲寐五六日辰巳時也辰巳時陽氣震動半表少陰陰液不和陽氣震動半表上自利半表下陽土氣燥而渴曰五六日自利而渴者屬少陰也救助也陽得陰不虛半表陰得陽不虛半裏陰中陽虛陰液不能震動半表上陽中陰虛

色白白秋氣也下焦陽氣虛得寒無春氣外閉亥水之陰不能得陽正於八半裏上面顏色白也

陽氣不能回還半裏下故引水自助曰虛故引水自救若如也小便半裏也色顏氣也悉詳盡也具備也如半裏上面顏色白者少陰病陽氣不足之形詳明盡備曰若小便色白者少陰病形悉具以因也制正也（令使也）半裏上面顏色白者因下焦陽虛得寒無春氣外閉亥水之陰不能得

傷寒指歸　少陰篇卷之五　三

八午時也、

陽正於八半（使）裏上面顏色白也曰小便白者以

下焦虛有寒不能制水故令色白也

病人脈陰陽俱緊反汗出者亡陽也此屬少陰法當咽痛而復吐利

病人病一陽陽氣不內藏半裏下脈道陰陽之氣俱鬱而不舒曰病人脈陰陽俱緊反向還也出進也亡同無回還陰土之液前進半表上無一陽陽氣內藏半裏下曰反汗出者亡陽也此

彼之對屬連續也法象也當主也咽因地氣以
温通此無陽氣連續少陰陰藏中彼地氣不能
温通半表上潤於咽病象主咽痛曰此屬少陰
法當咽痛而作能讀吐舒也能復陽氣半裏下
陰液自舒半表上曰而復吐利

少陰病欬而下利譫語者被火氣刼故也小便必難以強責少陰汗也

欬字象形亥水欠藏欠生陽氣藏卯戌土亥水之陰得陽氣生化變於亥開於子為之少陰病陽氣不藏於卯其水亦不藏不生阻礙半裏上氣道致欬曰少陰病欬而如也下半表下也被

陰得陽生水為陰

傷寒指歸　少陰篇卷之五　五

表也陽失陰和謂之火氣刼奪也廹也如陰液
下利半表下譫語者表明半裏陰失陽温水液
奪半表下陽失陰和火氣廹半表上白而下利
譫語者被火氣刼故也小便半裏也必表識也
難患也強健也責求也汗陰土液也陰得陽則
健陽氣不藏邪表識半裏下陰土之液患必法

強健其陰宜四逆輩

以強健其陰求陰陽氣液從子樞開外達半表也曰小便必難以強責少陰汗也

傷寒指歸　少陰篇卷之五　六

少陰病脉細沉數病為在裏不可發汗

細微也沉陰也數陽也少陰病脉中陰陽氣液微細在裏不可起陰土之液外出為汗再傷裏之微陰微陽曰少陰病脉細沉數病為在裏不可發汗。

少陰病脈微不可發汗亡陽故也陽已虛尺脈弱濇者復不可下之

少陰病脈中陰陽氣液微細在裏不可起陰土之陰外出為汗不可發汗之原恐脈中微陰微陽得汗出而陽隨之外出曰少陰病脈微不可發汗亡陽故也尺主裏弱不強也濇不滑也復

陰即液也

再也下之指半裏下陰陽也陽氣已虛脉中裏陰濇而不滑不可再用疏泄半裏下之陰之法亡其脉中不強之陰陽曰陽已虛尺脉弱濇者復不可下之

疏泄者承氣湯不可疏泄不可用承氣湯

發汗若下之病仍不解煩躁者茯苓四逆湯主之

發汗若下之承上文脈中微陰微陽得汗出而陽隨之外亡或疏泄半裏下之陰亡其脈中不強之陰陽半表上微陽無陰固之而煩半裏下微陰無陽温之而躁曰發汗若下之病仍不解煩躁者茯苓四逆湯主之方中重用茯苓取淡

甘氣味先通陰土之陰乾薑辛溫附子辛熱助半裏下不足之陽以溫其陰甘草甘平人參甘寒救半表上不足之陰以固其陽陰陽氣液和於中開於子四時之氣不逆右五味以水五升象天生地成十數煮取三升象陽數包藏土中去滓溫服七合日三服象陽數得陰復於七開

中指中土也

七午數也

於予

茯苓四逆湯方

伏靈六兩　人參一兩　附子一枚生用去皮破八片

甘草二兩　乾薑一兩五錢

右五味以水五升煮取三升去滓溫服七合日三服

雖煩下利此下宋坊板誤是不宋讀者明之

少陰病脈緊至七八日自下利脈暴微手足反溫脈緊反去者爲欲解也雖煩下利必自愈

緊不舒也少陰病脈中陰液不舒於左曰少陰病脈緊至極也七八日午未時也暴猝也微細也手足應乎表裏溫暖也太陽陽氣極於午向幽昧處去藏於卯脈中未舒之陰得陽氣轉運

脾家腐穢謂脾土中濁水不能從毛竅外出故下行

脾家腐穢下行其穢下行脈猝細手足反暖脈緊反去者爲陽氣繼續於裏脾土陰得陽舒曰至七八日自下利脈暴微手足反温脈緊反去者爲欲解也雖假令也假令煩而不利是脾土下之陰得陽震動表識陰液從陽氣前進半表外達毛竅作汗出曰雖煩下利必自愈

陰不和之上樞此陰字指陰土之液也

少陰中風脈陽微陰浮者為欲愈

少陰樞陰不和之上樞得陽氣外浮曰少陰中風微幽微處也浮舉也少陰脈中陽氣得幽微處陰液繼續半表和陽氣上舉曰脈陽微陰浮者為欲愈

少陰病欲解時從子至寅上

亥爲老陰陰得陽化變於亥從子樞開陰液不合陽陽氣從子樞開陰陽相背則不解陰液合陽氣從子樞開交紐於丑引達於寅明於卯日少陰病欲解時從子至寅上

少陰病吐利手足不逆冷反發熱者不死脉不至者灸少陰七壯

吐舒也利下利也少陰病陰液從子左舒而利半表下下利曰少陰病吐利陰液從子左舒半表陽得陰和半裏陰得陽温外應手足不冷回還陽氣至裏者不死曰手足不逆冷反發熱者

傷寒指歸　少陰篇卷之五　十四

不死至極也灸灼也七少陽來復之數也壯殭也脈中陰陽氣液不極於子從左上舒者當用大溫大熱之法灼陰土之陰使陽氣來復腹（脈）中合陰液復於七殭於裏也曰脈不至者灸少陰七壯

少陰病八九日一身手足盡熱者以熱在膀胱必便血也

八九日未申時也一一陽也身可屈伸也盡極也陰液不和陽氣開予至未申時一陽陽氣屈伸半裏上不內脾土極於子浮外發熱曰少陰病八九日一身手足盡熱者以因也熱陽氣也

膀四旁也胱光明也便順利也因陽無陰和浮在四旁作熱陰土絡中之血失陽氣温運其血必順利於下而出曰以熱在膀胱必便血也

少陰病但厥無汗而強發之必動其血未知從何道出或從口鼻或從目出是名下厥上竭為難治

厥短也無通作毋禁止辭也汗陰土液也而如也道引也少陰病陽開氣浮凡陰土之液短少禁止發汗如強發陰土之液外出為汗必動絡中之血未知從何竅引出曰少陰病但厥無汗

而强發之必動其血杲知從何道出名明也竭猶負戴也陰土之液及絡中之血合陽氣轉運更相為始是明在下陰土之陰短少不合陽氣轉運更相為始其陽負戴於上其血隨陽引出曰或從口鼻或從目出是名下厥上竭難恙也陽恙半表上陰恙半裏下陰陽氣液不治予午

曰爲難治。

傷寒指歸　少陰篇卷之五　十七

少陰病下利若利自止惡寒而踡卧手足温者可治
自從也踡跼不伸也少陰樞病一陽陽開氣浮
陰無陽舉其陰下利半表下曰少陰病下利陽
得陰助表裏温而不寒若陽利半表其陰從下
止而不土表裏之陰不温外發惡寒身跼曰若
利自止惡寒而踡卧表陽得陰助裏陰得陽温

陰陽氣液可治。手足外證手足不寒曰手足溫者可治。

少陰病惡寒而踡時自煩欲去衣被者可治

少陰病陽氣浮半表下未能左樞上半裏上半裏上陰失陽温外證惡寒身踡曰少陰病惡寒而踡外證時自煩欲去衣被者是陽氣震動其陰從之左樞陰液得陽可治子午曰時自煩欲去衣被者可治

傷寒指歸　少陰篇卷之五　九

少陰病惡寒身踡而利手足逆者不治。

少陰病一陽陽氣從子樞闔浮半表下半裏上陰失陽温外證惡寒身踡、曰少陰病惡寒身踡。如陰液下利半表下表陽失陰助裏陰失陽温外證手足冷陰陽氣液不治子午曰而利手足逆者不治。

傷寒指歸　少陰篇卷之五　廿

少陰病四逆惡寒而身踡脈不至不煩而躁者死

陽氣從子樞開逆而不順則四方之氣不溫外證惡寒身踡曰少陰病四逆惡寒而身踡陽氣從子樞開逆而不順脈道不通曰脈不至不見半表陽氣無陰和之而煩但見半裏陰氣無陽溫之而躁曰不煩而躁者死不見半表陽氣無陰和之而煩凡煩有口苦口乾而渴思食涼物等不見諸證是陰氣甚爲躁陽氣將脫矣

少陰病吐利手足厥冷煩躁欲死者吳茱萸湯主之

吐嘔也利下利也厥短也少陰樞病一陽陽開氣浮脾土陰液上逆半裏上而嘔下陷半表下而利曰少陰病吐利上嘔下利陽無陰助陽短半表而手冷陰無陽助陽短半裏而足冷半表陽無陰和而煩半裏陰無陽温而躁陰陽氣液

主吳茱萸湯

不交互中土曰手足厥冷煩躁欲死者吳茱萸湯主之脾土濁陰上逆半裏上非威烈之氣不能衝開以茱萸大辛大温氣味威烈衝開逆上濁陰使之須臾下降生薑辛温化氣橫行疏泄半裏土氣使陰液從子左開人參大棗味厚汁濃固半表陽氣從午右闔陰陽氣液交互中土

則不死。

傷寒指歸　少陰篇卷之五　三

少陰病吐利躁煩四逆者死、

少陰樞病一陽陽開氣浮脾土濁陰土逆半裏上而嘔下陷半表下而利陰無陽温而躁陽無陰和而煩陽逆於子則四方氣逆不順寒而不温曰少陰病吐利躁煩四逆者死

陽氣先陰開於子無陰和之而氣浮且陽不明

於卯，子不闔於午，午不藏於卯，四方氣逆，不順陰陽
氣液，不交互乎中土者死

少陰病下利止而頭眩時時自冒者死

少陰樞病一陽陽開氣浮其陰下利止而不上，曰少陰病下利止。陽得陰則靜而不亂，陽失陰靜而頭為之眩亂；陰得陽則輕而不重，陽開氣浮巔頂之陰失其陽舉，重而不輕，時時自覺物覆於首，如是在下之陰無陽上舉，在上之陽無

傷寒指歸　少陰篇卷之五　三五

陰內固。陰陽氣液不治，子午日而頭眩時時自冒者死。

少陰病六七日息高者死

六七日巳午時也氣從心達曰息高者卑之對少陰樞病一陽陽開氣浮至半表上無陰固陽闔午其陽高而不卑卑處之陰無陽溫之曰少陰病六七日息高者死

少陰病脉微細沉但欲卧汗出不煩自欲吐至五六日自利復煩躁不得卧寐者死

微細衰也沉裏也濁默也少陰病脉中陽氣衰微裏陰重濁不能和陽氣土樞曰少陰病脉微細沉但欲卧

陽氣健運但欲寝

出進也自從也欲之為言續也吐舒也陰土之液前進半表陽氣從下接續土舒

外達毛竅敷陽得陰和

傷寒指歸　少陰篇卷之五

曰汗出不煩自欲吐。五六日辰巳時也臥寢也寐息也陽氣震動於辰回還於巳陰液從下利不復上利陽無陰和而煩陰無陽温而躁其人不得寢息曰至五六日自利復煩躁不得臥寐者死。

少陰病始得之反發熱脉沈者麻黄附子細辛湯主之

始初也之指陰土液也發揚也熱陽氣也少陰樞病始開之陽得無陰土之液相和陽氣反揚半表發熱脉中重濁之陰不能循樞濡潤至表以和其陽曰少陰病始得之反發熱脉沈者人

者主麻黄附子細辛湯

身陰陽象天地陰陽依附子時而開與天地陰陽之氣相違陽開陰不開陽無陰和反揚半表發熱脉中重濁之陰不有陽舉主附子大辛大温舉在下重濁之陰循經道來復半表麻屬氣虛黄屬土色陽氣外揚半表肌土腠理中系絡之陰内塞以麻黄中空苦温氣味開肌土腠理

系絡即肌肉中行氣液之小管也

系絡之陰細微也以細辛之辛無微不入入幽微處起水土陰精濡潤肌表曰麻黃附子細辛湯主之右三味以水一斗合地天生成十數先煮麻黃減二升去上沫減輕也二陰數也象陽舉而陰從輕也內諸藥煮取三升去滓象陰陽氣液內於中土溫服一升象陽數得陰開子日

三服象陽數得陰闔午

麻黄附子細辛湯方

麻黄二兩去節　細辛二兩　附子一枚炮去皮破八片

右三味以水一斗先煮麻黄減二升去上沫内諸藥煮取三升去滓溫服一升日三服

少陰病得之二三日麻黄附子甘草湯微發汗以二三日無裏證故微發汗也

之指半裏陰土液也二三日丑寅時也微無也發舒也少陰樞病得一陽陽氣先陰而開無半裏陰土之液和陽氣交紐丑土引達於寅用麻黄附子甘草湯溫舒半裏陰液外達半表以和

陽曰少陰病得之二三日麻黄附子甘草湯微發汗以因也證明也因丑寅時無半裏陰液明於半表曰以二三日無裏證故微發汗也

麻黄附子甘草湯方

麻黄二兩去節　甘草二兩炙　附子一枚炮去皮破八片

右三味以水七升先煮麻黄一二沸去上沫内

諸藥煮取三升去滓温服一升日三服

少陰病得之二三日以上心中煩不得卧黃連阿膠
湯主之
之指半裏陰土液也二三日以上謂丑寅以上
之邪時也心陽也煩從火少陰病一陽陽開氣
浮陰土之液不和陽氣交紐丑土引達於寅明
於邪陽無陰和從火而煩不得寢曰少陰病得
主黃連阿膠湯

傷寒指歸　少陰篇卷之五　三十二

之二三日以上心中煩不得卧黄連阿膠湯主之。主黄連黄芩味苦氣寒固半表陽氣苦藥苦平疏泄半裏土氣雞知時畜也肌土血液不足以和陽氣交紐丑土取雞子黄阿膠甘平氣味助肌中血液固陽氣交紐丑土引達於寅雞子用二枚者二陰數也象一陽舉二陰耦之右五味以水五升象地天生成十數先煮三物取二升三陽數也二陰數也象陽舉而陰耦之內膠烊盡小冷內雞子黃攪令相得溫服七合日三服象陽數得陰復於七開於子

黃連阿膠湯方

黃連四兩　黃芩一兩　雞子黃二枚

阿膠三兩　芍藥二兩

右五味以水五升先煮三物取二升去滓內膠烊盡小冷內雞子黄攪令相得温服七合日三服

少陰病得之一二日口中和其背惡寒者當灸之附子湯主之

一二日子丑時也口作苦讀中中土也背半表脈道也灸灼也之指脾土也少陰樞病得之一陽開氣浮半表下苦中土液少不和陽氣交紐丑土半表陽道失温而背惡寒當用灼法助脾

傷寒指歸　少陰篇卷之五　三西

土中陰液和陽氣從子樞開曰少陰病得之一二日口中和其背惡寒者當灸之附子湯主之○附子大辛大溫助子水中元陽茯苓淡甘通陰土之陰芍藥苦平疏泄表裏土氣人參白朮多汁和陽氣交紐丑土右五味象土之中數也以水八升象中土陰液得陽正於八也煮取三升

主附子湯

象陰陽氣液包藏土中也去滓温服一升日三服象陽數得陰開子闔午也

附子湯方

茯苓二兩 人參二兩 附子二枚炮破八片去皮

白朮四兩 芍藥三兩

右五味以水八升煮取三升去滓温服一升日

三服。

少陰病身體痛手足寒骨節痛脉沈者附子湯主之

身伸也舒也體第也痛不通也少陰病陰陽氣液不足於中難以伸舒次第半表上身體之陰失陽氣温通而痛手足不温而寒骨節之陰失陽氣温通滑利於裏曰少陰病身體痛手足寒（脉道陽微主附子湯）骨節痛脉沈者附子湯主之主助脾土中陰陽

傷寒指歸　少陰篇卷之五　三六

氣液內營半裏外營半表也

少陰病下利便膿血者桃花湯主之

少陰病一陽陽開氣浮陰土絡中血液不能舒布半表液滯下為膿血滯下為瘀便利膿血曰（者主桃花湯）

少陰病下利便膿血者桃花湯主之湯名桃花象桃花得三春陽氣而開取赤石脂色之赤石之重脂之潤合乾薑辛溫粳米中和入陰土絡

中舒布三春陽氣温運血液毋使滯下為膿痰

右三味以水七升象三陽開於一二一變而為七

煮米今熟去滓內赤石脂末方寸匕温服七合

日三服象陽數得陰復於七開於子若一服愈

膿血已餘勿服

桃花湯方

赤石脂一觔一半全用一半篩用乾薑一兩粳米一升

右三味以水七升煑米令熟去滓內石脂末方寸匕溫服七合日三服若一服愈餘勿服

少陰病二三日至四五日腹痛小便不利下利不止便膿血者桃花湯主之

二三日丑寅時也四五日卯辰時也少陰樞病一陽陽開氣浮陰土血液不和陽氣交紐丑土引達於寅明於卯震動於辰腹中陰失陽運不通而痛曰少陰病二三日至四五日腹痛小便

半裏也半裏陰液及血不順利半表太下利不已曰小便不利下利不止便膿血者桃花湯主之主桃花湯舒布三春陽氣使血液得温合陽氣轉運半表回還半裏也

失陽氣温運而利膿血

主桃花湯

少陰病下利便膿血者可刺

刺訊決也少陰病一陽陽開氣浮陰土絡中血液失陽氣溫運便利膿血者當訊決少陰便膿血之理方可訊決治諸膿血之證曰少陰病下利便膿血者可刺

胷膺也膺應也

少陰病下利咽痛胷滿心煩者猪膚湯主之

咽屬半表上因地氣以溫潤痛不通也少陰病一陽陽闢氣浮陰土之液下利半表下不土利半表上咽因脉失其溫潤不通而痛胷屬半裏上應天氣主清降心陽也脾土陰液不溫升半表上陽氣不清降半裏上胷中氣滯而滿陽無陰

和從火而煩曰少陰病下利咽痛胷滿心煩者（者主猪膚湯）猪膚湯主之猪爲水畜膚皮也布也以猪膚煮汁去滓加白蜜白粉甘平氣味熬香服之入中土敷布氣液流通脉道和陽氣下降右一味象天一生水以水一斗象地天生成十數煮取五升五土之中數也象陰陽氣液敷布土中去滓

膚同敷布也

加白蜜一升白粉五合熬香和令相得溫分六服象陰數得陽變於六也

猪膚湯方

猪膚一觔

右一味以水一斗煮取五升去滓加白蜜一升白粉五合熬香和令相得溫分六服

白粉即粳米粉也

少陰病二三日咽痛者可與甘草湯不差者與桔梗湯

二三日丑寅時也五行五味包藏土中合一陽陽氣轉運表裏少陰樞陽氣開土味未能和陽氣交紐丑土引達於寅土通咽脈土味不足半表上而咽痛者可與甘草湯極甘培之曰少陰病二

三日咽痛者可與甘草湯右一味象陽數得陰開子以水三升象陽數得陰闔午煮取一升半象地天生成五行五味之十數從中土分運半表半裏復合為一温服七合日三服象陽數得陰復於七開於子其痛不愈者與桔梗微辛微温合甘草極甘氣味開通地脉助土味土至於

病愈為差，差去聲

咽曰不差者與桔梗湯右二味二陰數也以水三升三陽數也象一陽舉二陰耦之煮取一升去滓分溫再服再二也復也象二陰一陽來復半裏下開子也

甘草湯方

甘草 二兩

右一味以水三升煮取一升半去滓溫服七合日三服

桔梗湯方

桔梗二兩　甘草二兩

右二味以水三升煮取一升去滓分溫再服

少陰病咽中傷生瘡不能語言聲不出者苦酒湯主之

中中土也傷痛也瘡戕也少陰樞一陽闔病中土陰液不合陽氣上通於咽咽脈氣滯不通而痛其肌受其戕賊其氣不能宣發於口致語言

主苦酒湯

聲音不出曰少陰病咽中傷生瘡不能語言聲

傷寒指歸　少陰篇卷之五　四五

正酢寫 俗醋寫

不出者苦酒湯主之苦酒即米酢也苦爲火味火性炎上曲之而化酸性能宣發中土脈中陰液上通於咽半夏辛平辛能散結平能降逆散咽脈中液結氣滯雞子去黃留白清潤咽脈之肌置刀鐶中鐶還也安火上令三沸象陰陽氣液還轉脈道中上下不休咽得地氣溫通即不

痛陰液上潤，即不戕賊其肌脉道中陰陽氣液，宣發表裏，即能發音聲而語言。

苦酒湯方

半夏洗，十四枚　雞子一枚，去黄，内上苦酒，著雞殼中

右二味，内半夏著苦酒中，以雞子殻置刀鐶中，安火上，令三沸，去滓，少少含嚥之，不差，更作三

傷寒指歸　少陰篇卷之五　罒六

劑

少陰病咽中痛半夏散及湯主之

咽因地氣以温通中中土也痛不通也少陰樞病一陽陽氣不合土味從半表下上通咽脉而痛以半夏辛平氣味散中土脉道陰結以桂枝辛温温表裏絡道之陰土味不合一陽陽氣從下至上以甘草極甘培之曰少陰病咽中痛半

（半夏散及湯曰少陰病咽中痛半夏散及湯主之主半夏散及湯）

傷寒指歸　少陰篇卷之五　四七

夏散及湯主之。已上三味，各别擣篩，已合治之
白飲和服方寸匕，日三服。散中土脉道陰結，使
五行五味合一，陽陽氣上通半表，回還半裏。若
不能散服者，以水一升，煎七沸，象陽數得陰開
子，復於七內散兩方寸匕，更煎三沸，下火令小
冷，少少嚥之。象陽數得陰，來復半裏，緩緩下降

使五行五味合一陽陽氣從予左開、

半夏散及湯方

半夏洗　桂枝　甘草炙以上各等分

已上三味各別擣篩已合治之、白飲和服方寸匕、日三服若不能散服者以水一升煎七沸内散兩方寸匕更煎三沸下火令小冷少少嚥下、

少陰病下利白通湯主之

白啟也葱通也少陰樞病脈中陰液下利不能上啟以葱白辛平氣味空通通脈中之陽以生（主白通湯）附子一枚破八片合乾薑大辛大温氣味啟半裏下脈中陰液和陽氣上利半表通八方之陰以合一日少陰病下利白通湯主之右三味以

水三升象三陰三陽煮取一升象一陽開子去滓分溫再服再二也象一陽舉二陰耦之

白通湯方

葱白四莖 乾薑二兩 附子一枚生用去皮破八片

右三味以水三升煮取一升去滓分溫再服

少陰病下利脉微者與白通湯利不止厥逆無脉乾嘔煩者白通加猪膽汁湯主之服湯脉暴出者死微續者生

微無也少陰樞病陰液下利脉無者與白通湯啟脉中陽氣陰液上利半表以通八方之陰曰少陰病下利脉微者與白通湯厥其也逆不順

傷寒指歸　少陰篇卷之五　卒

也乾燥也與白通湯陰液下利不止其陰陽氣液不順半表而無脈胃土燥嘔而煩曰利不止主白通加猪膽汁湯厥逆無脈乾嘔煩者白通加猪膽汁湯主之猪為水畜主靜膽汁色黃味苦稟五行精氣結成人尿謂之還元水味鹹氣寒與白通湯啟下利之陰加猪膽汁人尿固陽氣回還表裏脈中暴

猝也服此湯其陽未得陰液和緩外出反猝然出於脉者陽無陰固曰服湯脉暴出者死陽氣得幽微處陰液和緩繼續出於脉者陽得陰固曰微續者生已上三味以水三升象三陰三陽煮取一升象一陽閉子去滓內膽汁人尿和令相得分温再服象一陽舉二陰耦之

白通加膽汁湯方

葱白四莖　乾薑一兩　附子一枚生用去皮破八片

人尿五合　猪膽汁一合

已上三味以水三升煮取一升去滓內膽汁人尿和令相得分溫再服若無膽汁亦可服

若無膽汁亦可服七字恐非原文識者一見即

明

傷寒指歸　少陰篇卷之五　垩

少陰病二三日不已至四五日腹痛小便不利四肢沈重疼痛自下利者此爲有水氣其人或欬或小便利或下利或嘔者真武湯主之

二三日丑寅時也已起也四五日卯辰時也少陰病一陽陽開氣浮陰液不隨陽氣交紐丑土引達於寅而土起至卯辰時陽氣轉運半表上

傷寒指歸　少陰篇卷之五　至

陰土水滯半裏下不通而腹痛曰少陰病二三日不已至四五日腹痛。小便半裏也四肢手足也手足應乎表裏重不輕也半裏下水氣不有陽氣順利半表上手足之陰重濁不輕而疼痛曰小便不利四肢沉重疼痛。自從也水氣從半裏下利不從半表上利曰自下利者此為有水

氣。其水氣留於氣道阻礙呼吸或欬。曰其人或
欬。其水氣或利半裏下為尿多。曰或小便利。其
水氣或下利半表下。曰或下利。嘔吐也。其水或
者主真武湯
逆半裏上從口吐出。曰或嘔者真武湯主之。右
五味五土之中數也。以水八升象土之陰液。得
陽氣正於八也。煮取三升象三陽也。去滓溫服

七合象陽數得陰復於七也、日三服、象三陽陽數來復半裏也、

若欬者加五味子半升細辛乾薑各一兩、

欬字象形乃亥水中陽氣欠藏欠生半裏氣道中水氣阻礙呼吸不利而欬主真武湯復天一始生之真元湯中加五味子細辛乾薑想五行之味皆根于水中之真元而化生陽藏不足五味不全以五味子酸溫斂陽氣歸於子中以細

傷寒指歸　少陰篇卷之五　五五

辛辛溫通幽微處水氣以乾薑辛溫溫亥水之陰陽氣從子水中上起氣道中陰液流通其效無不愈也

若小便利者去茯苓、

若半裏陰液順利於下為尿多者無用茯苓再通半裏水氣下利為尿故去之

若下利者去芍藥加乾薑二兩、

若水氣下利半表下者去芍藥苦泄通下加乾薑辛温入半裏下温通水土之陰使水氣上通半表上也

若嘔者去附子加生薑足前成半觔

若水逆半裏上從口吐者去附子辛熱以温下加生薑辛温氣味化氣横行疏泄半裏土氣散逆上之水其嘔自止

真武湯方

茯苓 三兩 芍藥切 三兩 白朮 二兩

生薑切三兩　附子炮一枚

右五味以水八升煮取三升去滓溫服七合日三服

少陰病下利清穀裏寒外熱手足厥逆脉微欲絶身反不惡寒其人面赤色或腹痛或乾嘔或咽痛或利止脉不出者通脉四逆湯主之

清寒也穀生也少陰病一陽陽開氣浮脾土氣寒陰液不能温生半表上而利半表下曰少陰病下利清穀裏半裏也外半表也熱陽氣也脾

土氣寒陰液不能温生半表半表陽失陰固而
發熱曰裏寒外熱厥短也逆不順也脾土氣寒
陽短半裏下不順利半表上手足不温曰手足
厥逆脾土氣寒陰液利半表下陽氣不來復半
裏下半裏下脈中幽微處生陽之氣欲絶不續
曰脈微欲絶反回還也而屬半裏上也陽氣回

還半表無陰固之氣浮而發熱半裏上陰氣過
之其人面顏映之赤色曰身反不惡寒其人面
赤色腹復也陽氣回還半表不來復半裏陰土
不温不疏曰或腹痛陽氣回還半表不來復半
裏半表上土燥氣逆而欲嘔曰或乾嘔咽屬半
表上因地氣以温通地氣不上通半表上温潤

傷寒指歸　少陰篇卷之五　五九

於咽曰或咽痛出生也如陰液下利止浮半表

脈不起者主通脈四逆湯曰或利止脈不出者通脈四逆湯主之

脈中陽氣無陰内固不生於子以甘草一兩乾薑三兩取氣勝於味溫半裏下脾土之陰以生附子大辛大熱助子水中元陽右三味象三陽也以水三升象三陰也煮取一升二合象表裏地支十二數也去滓分溫再服再二也象一陽

其脉即生謂陽氣來復戌土中半裏下脉中之陰得陽生之

生於子二陰耦之而不浮其脉即生曰或利止

脉不出者通脉四逆湯主之

通脉四逆湯方

甘草炙一兩　附子一枚生用大者去皮破八片　乾薑三兩

右三味以水三升煮取一升二合去滓分温再

服其脉即出者愈

傷寒指歸　少陰篇卷之五　六十

面赤色加葱九莖

陽明半表氣浮半裏上陰氣遏之其人面顏映之色赤加葱九莖九陽數也葱通也加葱通半裏脉中陰氣使陰液和陽氣明於午也

腹中痛者去葱加芍藥二兩

陽氣不來復腹中半裏下土氣不疏而腹中痛去葱加芍藥苦平氣味疏泄土氣使陽氣來復腹中

嘔者加生薑三兩

半裏下陰失陽溫水氣無所區別逆半裏上從口嘔者加生薑辛溫化氣橫行疏泄土氣散逆上之水

咽痛者去芍藥加桔梗一兩

咽因地氣以温通去芍藥苦泄通下加桔梗微辛微温氣味開通地脉上潤於咽

利止脈不出者去桔梗加人參二兩

陰液下利止脈中陽氣無陰內固不生於予去

桔梗開通地脈加人參二兩甘寒多汁固陽氣

於脈中生於予

陰液下利止謂陰液止於下而利半表之陽失陰固之固之謂天之陰氣不能外固陽氣屬午如得地之陰液上升天氣纔能外固

少陰病四逆其人或欬或悸或小便不利或腹痛或泄利下重者四逆散主之

少陰病一陽陽開氣浮四方氣逆不順曰少陰病四逆四逆非謂四肢逆冷也一陽陽開氣浮水氣或留滯氣道阻礙呼吸而欬曰其人或欬陽得陰則明一陽陽開氣浮陰不和之心之陽

虛而悸曰或悸小便半裏也一陽陽開氣浮半裏陰液不交蒸於午曰或小便不利一陽陽開氣浮半表陽氣不來復半裏藏卯腹中陰土氣滯不通而痛曰或腹痛一陽陽開氣浮陰液下利半表下其陰失陽氣上舉重而不輕曰或泄利下重者四逆散主之散布也陽氣浮半表下

主四逆散

半裏土氣不疏以芍藥苦平疏泄半裏土氣枳實臭香形圓臭香能化陰土濁陰形圓能轉運土氣升降一陽陽開氣浮土味不足半表以甘草甘平柴胡苦平合化陰氣外布和半表陽氣回還半裏右四味各十分象陰陽氣液分別四方不可聚一方也擣篩白飲和服方寸匕日三

少陰篇卷之五　　畜

傷寒指歸

服象三陽來復半表回還半裏也

四逆散方

甘草炙　枳實　柴胡　芍藥

右四味各十分搗篩白飲和服方寸匕日三服

水氣即亥水之陰氣未得合陽氣內藏戌土藏中阻礙氣道呼吸之氣不利而欬

加減法

欬者加五味子乾薑各五分並主下利

水氣阻礙氣道呼吸不利而欬者加五味子酸溫乾薑辛溫斂陽氣藏於土中復於子運水氣行於表裏水不阻礙氣道呼吸自如其欬自愈並主下利亦然也

悸者加桂枝五分

五土之中數也陽氣得土之陰液則明於卯一陽陽開氣浮陰不和之心之陽虛而悸加桂枝辛溫溫表裏經道之陰還陽氣於中土以生其陰

茯伏也苓靈也陽內伏脾土陰中土中陰得陽運其氣則靈古本此靈字苓豬屎也

小便不利者加茯苓二分

小便半裏也二陰數也半裏陰土水氣不利半表交蒸於午加茯苓淡甘氣味通半裏陰土之陰外達半表

傷寒指歸　少陰篇卷之五　卆六

腹中痛者加附子一枚炮令坼

一陽數也陰土之液不有一陽陽氣來復腹中

藏於丣從子左闢而腹中痛者加附子一枚大

辛大溫通陰土之陰復陽氣於子

泄利下重者先以水五升煮薤白三升去滓以散三方寸匕内湯中煮取一升半分温再服

陰液失陽氣土舉而泄利下重以薤白辛温滑利氣機先以水五升五土之中數也煮薤白三升三陽數也象陰陽氣液從中土轉運闔子以散三方寸匕内湯中煮取一升半分温再服象

傷寒指歸　少陰篇卷之五　　定

一陽開予之二陰耦之轉運半表回還半裏也

少陰病下利六七日欬而嘔渴心煩不得眠者豬苓湯主之

六七日巳午時也少陰病一陽陽開氣浮陰液下利至巳午時陽極半表上陽失陰和氣道燥而不潤欬而嘔渴陽失陰和而心煩陽失陰闔而不得眠曰少陰病下利六七日欬而嘔渴心

主豬苓湯

瀉有上聲讀

壅閉也

塞未達也

煩不得眠者豬苓湯主之豬苓茯苓淡甘氣味通陰土之陰澤瀉甘寒氣輕一莖直上啟澤中水陰之精土滋半表氣道滑石甘寒體重能滑利土中水陰之氣開其壅塞陰液下利不上利土中精汁不充以阿膠甘平性黏助土中不足之精汁土固其陽陽得陰和陽闔半裏以生陰

少陰病得之二三日口乾咽燥者急下之宜大承氣湯

之指陰土液也二三日丑寅時也口咽因陰土之液隨陽氣上升而潤少陰病一陽陽闔氣浮陰土陰液未和陽氣交紐丑土引達於寅陰土陰液不隨陽氣上潤口咽急下之宜大承氣湯

傷寒指歸　少陰篇卷之五　完

温多寒少氣味疏泄半裏下陰土之陰使陰液順承半表濟其陽闔曰少陰病得之二三日口乾咽燥者急下之宜大承氣湯

人身肌肉象地屬土百脈中陰液象地之百川陰液包藏土中全賴太陽大氣運行上下四旁周流不息若一陽陽開土中陰液不隨陽開太

陰陰土燥堅百脉之流欲竭陰陽氣液不和表
裏欲相離矣急宜大承氣湯温多寒少氣味疏
泄太陰陰土燥堅陽得陰和陰得陽疏陰液順
承半表上濟陽闔也

少陰病自利清水色純青心下必痛口乾燥者急下之宜大承氣湯

自利清水土不疏也色純青東方木色也心下脾土也痛不通也少陰病一陽陽開氣浮脾土氣實不疏木氣不達所利之水色純青脾土不疏木氣不達腹必痛脾土陰液不上承半表其

口乾燥者急下之急宜大承氣湯溫多寒少氣味溫疏脾土氣實寒因半表陽浮曰少陰病自利清水色純青心下必痛口乾燥者急下之宜大承氣湯。

少陰病六七日腹脹不大便者急下之宜大承氣湯

六七日巳午時也大便半表也少陰病一陽陽開氣浮至巳午時陰土之陰失陽氣温疏而腹脹浮半表陽氣不有半裏陰液和陽氣回還於巳內闔於午急宜大承氣湯温疏半裏下陰土之陰寒固半表上陽浮曰少陰病六七日腹脹

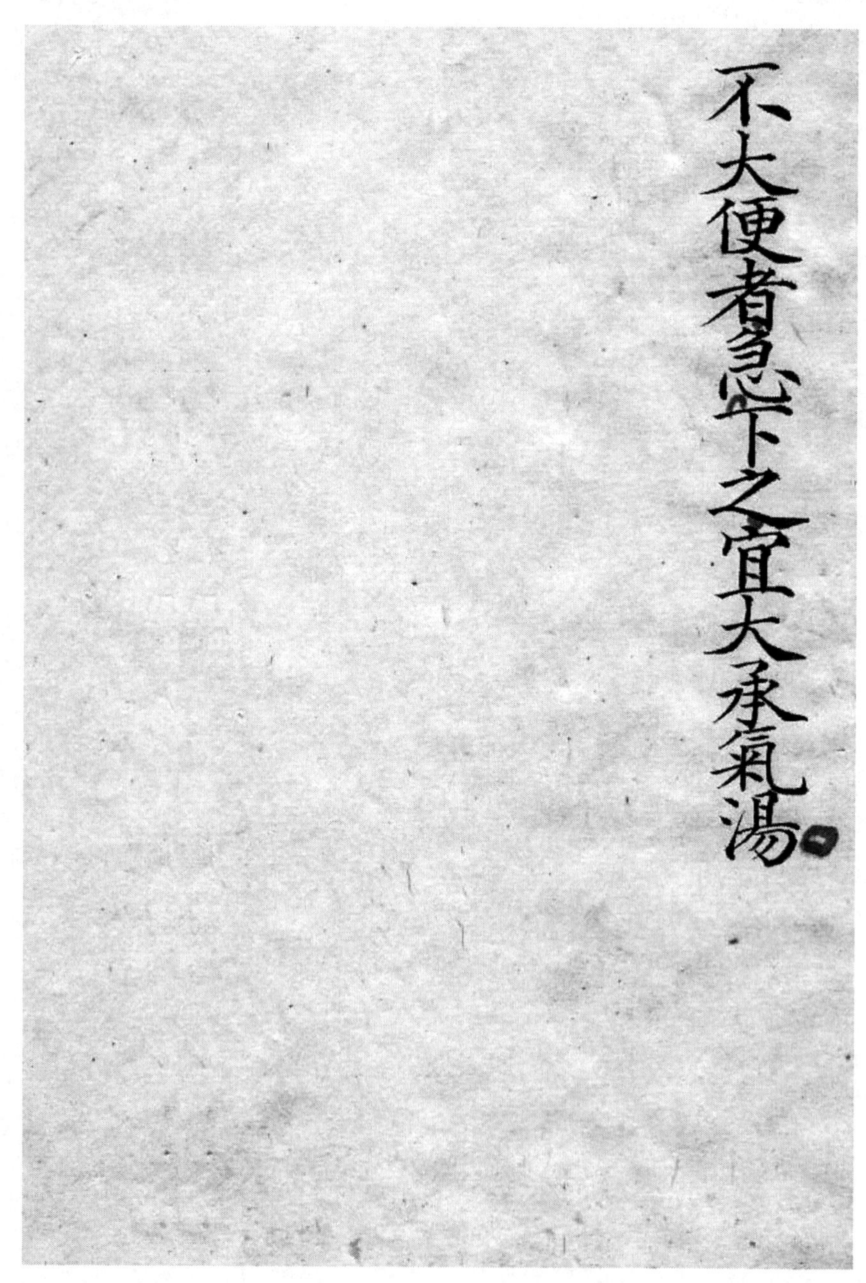

不大便者急下之宜大承氣湯○

少陰病脉沉者急温之宜四逆湯

沉濁黙也少陰病一陽陽開氣浮脉中之陰重濁不起急温之宜四逆湯甘温氣味温脉中之陰陰得陽舉氣液流通自不重濁曰少陰病脉沉者急温之宜四逆湯

少陰病飲食入口則吐心中溫溫欲吐復不能吐始得之手足寒脉弦遲者此胷中實不可下也當吐之若膈上有寒飲乾嘔者不可吐也急溫之宜四逆湯

食入於陰長氣於陽吐嘔也少陰病一陽陽開氣浮半表上之陰失陽氣蒸化曰少陰病飲食入口則吐心陽也中中土也溫溫陽氣也欲之半表上胃土之陰得半裏下脾土之陽胃土中水穀之陰方能腐化

為言續也吐舒也復反也始初也之指脾土陰中陽也陽氣從中土至子時繼續上舒初得脾土中陽氣不足外應手足不温曰心中温温欲吐復不能吐始得之手足寒弦木氣也遲不足也胷中半裏上也下降也吐舒也中土木氣不利半表脉中半裏上陰失陽化實而不虛不可

木氣春氣也陽氣也

用苦寒氣味降之當溫中土陽氣從子時上舒
半裏上陰得陽化虛而不實曰脈弦遲者此胷
中實不可下也當吐之膈上氣管也乾燥也可
肯也如氣管有寒飲窒塞化燥而嘔者是子時
中陽氣不肯上舒急溫之宜四逆湯甘溫氣味
助子水中陽氣上舒曰若膈上有寒飲乾嘔者

不可吐也急温之宜四逆湯。

少陰病下利脈微澀嘔而汗出必數更衣反少者當
温其上灸之
微幽微處也澀不滑也汗陰土液也數責也更
代也衣依也反覆也少短也上恐土字譌灸灼
也之指半裏下也人身陰液包藏土中全依附
太陽大氣運行表裏更相替代充實内外少陰

病一陽陽開氣浮陰液下利脈中幽微處陰陽氣液艱澀不滑陰液下利上嘔而汗出必當責乎中土陰陽氣液更相替代反覆短於表裏不能充實內外當用大辛大溫法溫煖半裏下土氣今陽能生陰陰能固陽使陰陽氣液運行表裏不失生生氣化之機也曰少陰病下利脈微

濇嘔而汗出必數更衣反少者當温其上灸之

傷寒雜病論少陰篇指歸卷之五終

傷寒指歸　少陰篇卷之五　𡗗

厥陰癸編

竹生

傷寒指歸

厥陰篇

厥陰之為病消渴氣上撞心心中疼熱饑而不欲食食則吐蚘下之利不止

厥陰中風脉微浮為欲愈不浮為未愈

厥陰病欲解時從丑至卯上

厥陰病渴欲飲水者少少與之愈

傷寒指歸　厥陰篇卷之六原文　夾

諸四逆者不可下之虛家亦然

傷寒先厥後發熱而利者必自止見厥復利

傷寒始發熱六日厥反九日而利凡厥利者當不能

食今反能食者恐為除中食以索餅不發熱者知

胃氣尚在必愈恐暴熱來出而復去也後三日脉

之其熱續在者期之旦日夜半愈所以然者本發

熱六日厥反九日復發熱三日幷前六日亦為九日與厥相應故期之旦日夜半愈後三日脈之而脈數其熱不罷者此為熱氣有餘必發癰膿也

傷寒脈遲六七日而反與黃芩湯徹其熱脈遲為寒今與黃芩湯復除其熱腹中應冷當不能食今反能食此名除中必死

傷寒指歸　厥陰篇卷之六　原文　究

傷寒先厥後發熱下利必自止而反汗出咽中痛者其喉為痹發熱無汗而利必自止若不止必便膿血便膿血者其喉不痹

傷寒一二日至四五日而厥者必發熱前熱者後必厥厥深者熱亦深厥微者熱亦微厥應下之而反發汗者必口傷爛赤

傷寒病厥五日熱亦五日設六日當復厥不厥者自愈厥終不過五日以熱五日故知自愈

凡厥者陰陽氣不相順接便為厥厥者手足逆冷是也

傷寒脉微而厥至七八日膚冷其人躁無暫安時者此為藏厥非為蚘厥也蚘厥者其人當吐蚘今病

者靜而復時煩此為藏寒蚘上入膈故煩須臾復止得食而嘔又煩者蚘聞食臭出其人當自吐蚘蚘厥者烏梅圓主之又主久利方

傷寒熱少厥微指頭寒默默不欲食煩躁數日小便利色白者此熱除也欲得食其病為愈若厥而嘔胷脅煩滿者其後必便血

病者手足厥冷言我不結胸小腹滿按之痛者此冷結在膀胱關元也

傷寒發熱四日厥反三日復熱四日厥少熱多其病當愈四日至七日熱不除者其後必便血

傷寒厥四日熱反三日復厥五日其病為進寒多熱少陽氣退故為進也

傷寒指歸　厥陰篇卷之六原文　七二

傷寒六七日脉微手足厥冷煩躁灸厥陰厥不還者死

傷寒發熱下利厥逆躁不得卧者死

傷寒發熱下利至甚厥不止者死

傷寒六七日不利便發熱而利其人汗出不止者死有陰無陽故也

傷寒五六日不結胷腹濡脉虛復厥者不可下此為亡血下之死

發熱而厥七日下利者為難治

傷寒脉促手足厥冷者可灸之

傷寒脉滑而厥者裏有熱也白虎湯主之

手足厥寒脉細欲絶者當歸四逆湯主之若其人内

傷寒指歸　厥陰篇卷之六原文　七十三

有久寒者宜當歸四逆加吴茱萸生薑湯主之

大汗出熱不去内拘急四肢疼又下利厥逆而惡寒

者四逆湯主之

大汗若大下利而厥冷者四逆湯主之

病人手足厥冷脉乍緊者邪結在胷中心下滿而煩

饑不能食者病在胷中當須吐之宜瓜蒂散

傷寒六七日大下後寸脉沉而遲手足厥逆下部脉不至咽喉不利唾膿血泄利不止者爲難治麻黄升麻湯主之

傷寒本自寒下醫復吐之寒格更逆吐下若食入口即吐乾薑黄連黄芩人參湯主之

下利有微熱而渴脉弱者今自愈

傷寒指歸　厥陰篇卷之六原文　七三

下利脈數有微熱汗出今自愈設脈緊為未解

傷寒四五日腹中痛若轉氣下趨少腹者此欲自利

也

下利手足厥冷無脈者灸之不温若脈不還反微喘

者死少陰負趺陽者為順也

下利寸脈反浮數尺中自濇者必清膿血

下利清穀不可攻表汗出必脹滿

下利脉沉弦者下重也脉大者為未止脉微弱數者為欲自止雖發熱不死

下利脉數而渴者今自愈設不差必清膿血以有熱故也

下利脉沉而遲其人面少赤身有微熱下利清穀者

傷寒指歸　厥陰篇卷之六原文　七十四

少讀去聲

必鬱冒汗出而解病人必微厥所以然者其面戴陽下虚故也

下利後脉絶手足厥冷晬時脉還手足温者生脉不還者死

傷寒下利日十餘行脉反實者死

下利清穀裏寒外熱汗出而厥者通脉四逆湯主之

熱利下重者白頭翁湯主之

下利腹脹滿身體疼痛者先温其裏乃攻其表温裏

宜四逆湯攻表宜桂枝湯

問曰病有急當救裏救表者何謂也師曰病醫下之

續得下利清穀不止身體疼痛者急當救裏後身

疼痛清便自調者急當救表也

傷寒指歸　厥陰篇卷之六原文　三五

下利欲飲水者以有熱故也白頭翁湯主之

下利譫語者有燥屎也宜小承氣湯

下利後更煩按之心下濡者為虛煩也宜梔子豉湯

嘔家有癰膿者不可治嘔膿盡自愈

嘔而脉弱小便復利身有微熱見厥者難治四逆湯主之

乾嘔吐涎沫頭痛者吳茱萸湯主之

嘔而發熱者小柴胡湯主之

傷寒大吐大下之極虛復極汗出者以其人外氣怫鬱復與之水以發其汗因得噦所以然者胃中寒冷故也

傷寒噦而腹滿視其前後知何部不利利之則愈

傷寒指歸　厥陰篇卷之六原文　终

傷寒雜病論厥陰篇指歸卷之六

厥陰篇

厥陰之為病消渴氣上撞心心中疼熱饑而不欲食食則吐蚘下之利不止

厥陰主闔厥其也闔合也其陰之所為合陽氣開於子交紐丑土其陰不合陽氣交紐丑土半

陽明主闔厥陰亦主闔闔

合同厥其也其陰合太陽陽氣外開其陽合太陰陰氣內闔

其陽氣不順半表經道和陰土運反逆半裏中而作疚熱

表上陽土氣燥不潤而病消渴曰厥陰之為病消渴心中半表半裏之中也其陰液不合陽氣交紐丑土其陽氣不循半表經道轉運上升逆半表半裏中裏之陰失陽氣溫通而疚表之陽

逆裏表之中而上撞故疚

失陰液固之而熱曰氣上撞心心中疚熱穀不熱曰饑陰陽氣液轉運不和半表半裏其穀不

能蒸熟自饑而不欲食蚘陰類喜陽氣以溫養食入（為）於陰長氣於陽食入失陽氣蒸化（其陰更甚於胃）蚘不得其溫養就暖而上逆曰食則吐蚘下半表下也之指半裏下陰液也去己也半裏下陰液不合陽氣交紐半表下丑去則陰液下利不已曰下之利不止

傷寒指歸　厥陰篇卷之六　二

厥陰中風脈微浮為欲愈不浮為未愈

微幽微處也浮舉也欲之為言續也愈進也其陰得陽氣交紐丑土從脈道中幽微處繼續上舉前進半表曰厥陰中風脈微浮為欲愈脈道中幽微處之陰不得陽氣交紐丑土繼續上舉前進半表曰不浮為未愈

厥陰病欲解時從丑至卯上

其陰合陽氣開於子，交紐丑土，達於寅，明於卯，震於辰，陽氣繼續前進，半表上得陰緩之則解。陽無陰緩則不解，曰厥陰病欲解時從丑至卯上。

震於辰，指陰氣得陽震動半表辰土，萬物得陰陽氣液生長於上。

傷寒指歸　厥陰篇卷之六　四

厥陰病渴欲飲水者少少與之愈。

其陰不和陽氣交紐丑土病半表上土燥不潤渴欲飲水者少少與之陽得陰和其陽氣則前進半表上回還半裏曰厥陰病渴欲飲水者少少與之愈。

諸四逆者不可下之虛家亦然

諸於也下降也於陽開（氣外）予（辰而）逆者則四方之氣皆逆不可用苦寒氣味降之曰諸四逆者不可下之虛陰中陽虛也陰中陽虛家亦不可用苦寒氣味降之曰虛家亦然

傷寒先厥後發熱而利者必自止見厥復利

厥短也陽不藏邪陽氣先短半裏不能順接四肢四肢厥冷曰傷寒先厥後半裏也發揚也熱陽氣也而作能讀利順利也自從也止足也陽藏半裏陽氣發揚能順利半表者必從足暖曰後發熱而利者必自止見視也視肢厥證陽氣

陽氣內藏戊土中陰土陰液和陽氣從子長外開無手足厥冷

來
復於予辰順利半表必先從足暖為主曰見厥復
利。

傷寒始發熱六日厥反九日而利凡厥利者當不能食今反能食者恐為除中食以索餠不發熱者知胃氣尚在必愈恐暴熱來出而復去也後三日脈之其熱續在者期之旦日夜半愈所以然者本發熱六日厥反九日復發熱三日并前六日亦為九日與厥相應故期之旦日夜半愈後三日脈之而脈數其熱不

罷者此為熱氣有餘必發癰膿也

發起也熱陽氣也六日午時至亥六箇時辰也

厥短也反向還也傷寒始起午時陽闔不藏於

卯該於亥短半裏下不順接半表上回還於巳

（辰）而四肢厥冷曰傷寒始發熱六日厥反九老陽

也陽極於午午時至寅九箇時辰也陽闔於午

午為老陽

少陽主樞

藏於亥復於子達於寅其陽能利半表下陽得陰樞轉期之與少陽病欲解時從寅至辰上相應曰九日而利今是時也除去也凡陽氣短半裏下利半裏上者陰土中陽少不能蒸化水穀當不能食食為陰是時反能食者恐為食之陰勝除去中土之陽曰凡厥利者當不能食今反

太陰主開

能食者恐為除中。索求也食以求餅食後不有
陽氣浮外發熱知陽氣內固半裏下（能消穀食）陰得陽開
期之與太陰病欲解時從亥至丑土相應曰食
以索餅不發熱者知胃氣尚在必愈。暴猝也熱
陽氣也。恐猝然陽氣來出於子而不能來復於
午也去藏於卯也曰恐暴熱來出而復去也。後半裏

少陰主樞

也三日謂半裏上午未申三時也之往也續繼續也在居也旦日謂一陽開子也脉中陽氣前往繼續藏居土中至戌至亥養萬物根核陰得陽樞轉期之與少陰病欲解時從子至寅上相應日後三日脉之其熱續在者期之旦日夜半愈本始也始起午時陽闔不藏於卯該閡於亥

太陽主開

陽明主闔

短半裏下不順接半表上回還巳午四肢厥冷陽氣回還巳午陽得陰闔來復半裏期之與太陽病欲解時從巳至未上相應日所以然者本發熱六日厥反九日復并合也三日謂陽氣發揚午未申上且陽得陰闔期之與陽明病欲解時從申至戌上相應計陽氣發揚午未申三時

厥陰主闔

陽得陰闔其陽流通表裏陽失陰闔其陽羈滯半裏

由卯合半表之子時至巳時六箇時辰亦爲九數其陰得陽闔而內藏期之與厥陰病欲解時從丑至卯上相應曰發熱三日并前六日亦爲九日與厥相應故期之旦日夜半愈後半裏也三日謂半裏上午未申三時也數煩數也熱陽氣也罷已也脈中陽氣前往無陰闔之煩數半

傷寒指歸　厥陰篇卷之六　十

上不從子左樞

裏上其陽氣不已於午未申三時者此爲陽氣有餘半裏上表識半表下肌中陰液失其陽運壅滯成膿曰後三日脉之而脉數其熱不罷者此爲熱氣有餘必發癰膿也

傷寒脉遲六七日而反與黄芩湯徹其熱脉遲為寒今與黄芩湯復除其熱腹中應冷當不能食今反能食此名除中必死

遲為寒寒陰氣也六七日巳午時也徹去也熱陽氣也陽不藏邪中土陽少脉中營運氣寒至次日巳午時陽衰半表不能自已向還闔午能

反與黃芩湯苦寒氣味助中土之陰去中土之陽曰傷寒脉遲六七日而反與黃芩湯徹其熱復反也今是時也陽不藏邪脉中營運氣寒是時與黃芩湯苦寒氣味反助其陰去其陽陽氣不來復腹中食無陽化曰脉遲為寒今反與黃芩湯復除其熱腹中應冷當不能食名明也陽

中土生陽未損得食則陽復中土生陽損得食則陽亡。

不藏卯中土氣液皆虛虛則求食食爲陰陰勝於陽逼陽外亡此明食之陰陰勝助中土之陰去中土之陽曰今反能食此名除中必死

傷寒先厥後發熱下利必自止而反汗出咽中痛者其喉為痹發熱無汗而利必自止若不止必便膿血便膿血者其喉不痹

厥短也陽氣浮半裏上不藏於邪其陽氣先短半裏下曰傷寒先厥後半裏也發揚也熱陽氣也下半表下也利順利也自從也止足也半裏

上陽氣發揚於藏卯陰液陽氣下利半表必從足暖日後發熱下利必自止汗陰土液也咽因地氣溫通喉候天氣清降痹塞也陽氣發揚不藏於卯而陰土之液反出半裏上毛竅為汗地之陰不能左旋上通於咽則咽中痛天之陽不能右降其喉為之塞日而反汗出咽中痛者其喉

為痹陽氣發揚藏邪無陰土之液出半裏上毛
竅為汗陰陽氣液能利半表下必從足暖曰發
熱無汗而利必自止如陽氣發揚半裏上不足
半裏下陰土中液與血失陽氣溫運液滯為膿
血滯為瘀曰若不止必便膿血膿血順利從穀
道下出地之陰得陽內藏其陰左旋上通於咽

天之陽得陰外固其陽右降喉不爲之痹。曰使膿血者其喉不痹。

傷寒一二日至四五日而厥者必發熱前熱者後必厥厥深者熱亦深厥微者熱亦微厥應下之而反發汗者必口傷爛赤

一二日子丑時也四五日卯辰時也陰液陽氣開於子交紐丑土陽不藏卯陰陽氣液不開於子交紐丑土陽短半裏下至卯辰時其陽氣不

順接半表上而四肢逆冷曰傷寒一二日至四五日而厥者前先也後半裏下也表識陽氣發揚半裏上不藏於卯先浮半裏上發熱後短半裏下足冷其陽氣不順接半表上必四肢逆冷曰必發熱前熱者後必厥深者淺之對度陰深半裏下其陽氣不順接半表上四肢逆冷亦深

陽浮半裏上其陽短半裏下祇兩足冷如陽氣不順接半表上必四肢逆冷

陰液不上濟於口肉為之赤爛陽氣不上通於口肉為之黑爛陰液不上濟於口為陽氣不藏邪陽氣不上通於口為陽氣損於下也

外應之發熱亦深四肢逆冷微外應之發熱亦微厥之深淺應半裏下陽氣藏之淺深也曰厥深者熱亦深厥微者熱亦微厥應下之如陰土之液合陽氣浮半裏上不藏於邪表識陰陽氣液不還半表上濟於口口中肌肉損爛色赤曰而反發汗者必口傷爛赤

傷寒病厥五日熱亦五日設六日當復厥不厥者自愈厥終不過五日以熱五日故知自愈

五日戌時也辰時也傷寒病陽氣始午不藏於卯短半裏下戌土曰傷寒病厥五日熱陽氣也陽氣短半裏下戌土不能由子順接半表上辰土曰熱亦五日設假令也六日亥時也巳時也

傷寒指歸　厥陰篇卷之六　　十八

復還也假令陽氣闔午藏卯該閡於亥當還其短曰設六日當復厥愈進也陽氣不短半裏下者自進半表上向還於巳曰不厥者自愈陽氣短半裏下終不過戌土以陽氣短半裏下不能由子順接半表上亦不過辰土曰厥終不過五日以熱五日故使之知也使之知陽氣不短半

裏下自進半表上日故知自愈

傷寒指歸　厥陰篇卷之六　九

凡厥者陰陽氣不相順接便為厥厥者手足逆冷是也

凡陽氣閣午不藏邪短半裏下者其表裏陰陽氣液即不相順接便為短短者外應手足逆冷是也曰凡厥者陰陽氣不相順接便為厥厥者手足逆冷是也

傷寒脉微而厥至七八日膚冷其人躁無暫安時者此為藏厥非為蚘厥也蚘厥者其人當吐蚘今病者靜而復時煩此為藏寒蚘上入膈故煩須臾復止得食而嘔又煩者蚘聞食臭出其人當自吐蚘蚘厥者烏梅圓主之又主久利方

陽不藏邪脉中幽微處陽氣短半裏下不順接

傷寒指歸　厥陰篇卷之六　𡈼

半表上而手足厥冷曰傷寒脉微而厥七八日
午未時也躁陰失陽溫也藏藏也陽極於午向
幽昧處內闔陰陽氣液交蒸半裏表上不當膚
冷至其時浮外之陽無陰液交蒸半裏表上則
膚冷裏陰無陽氣蒸運半表下則躁無暫安時
此為陽氣不藏於卯陰陽氣液短於表裏曰至

藏厥蚘厥兩
病講得分清

七八日膚冷其人躁無暫安時者此為藏厥非為蚘厥也蚘陰類也喜溫惡冷吐嘔也陽氣短半裏下蚘失溫養就暖上逆而嘔蚘曰蚘厥者其人當吐蚘藏裏也寒陰氣也裏陰氣溫蚘得溫養則靜蚘失溫養則煩曰今病者靜而復時煩此為藏寒入逆也蚘失溫養上就暖而逆膈

（旁注：裏表陰氣寒）

故煩曰蚘上入膈故煩須臾陽復蚘得温養而內藏則煩止曰須臾復止食入於陰長氣於陽食入失陽氣蒸化無所區别從口嘔出蚘失温養復上就暖而逆膈曰得食而嘔又煩者蚘聞知也臭氣也出生也知食入無陽氣生化裏陰不温蚘失温養曰聞食臭出其人當自吐蚘陽

太陽之丙火火也

主烏梅丸

氣短半裏下蚘失温養就暖而上逆曰蚘厥者烏梅圓主之烏梅酸温酸斂木氣以歸根温達木氣以榮上細微也以細辛辛温通絡道幽微處水氣以乾薑辛温得丙火純陽之氣温陰土純陰陽生於子陽氣不能依附子時而生以附子大辛大温温生水土中元陽以桂枝辛温温

傷寒指歸　厥陰篇卷之六　三三

表裏經道之陰指半表下上之經道半裏下上之經道也

通表裏經道之陰當主也歸藏也以當歸苦溫主藏浮外之陽內歸於裏人參甘寒多汁助陰土之液和內藏之陽黃連黃檗苦寒外堅金水表陰固陽於土蜀椒辛溫炒香達木氣以疏土

右十味為圓象地天生成十數圓轉表裏陰陽交和中土久常於中也中土升降久失其常陰

陽不能和利於中亦主之曰又主久利方。

烏梅圓方

烏梅三百箇　細辛六兩　乾薑十兩　附子六枚炮去皮破八片

桂枝六兩　當歸四兩　人參六兩　蜀椒四兩炒香令出汗

黃連一觔　黃蘗六兩

右十味異擣篩合治之以苦酒漬烏梅一宿去

核蒸之五升米下飯熟擣成泥和藥令相得內臼中與蜜杵二千下圓如梧桐子大先食飲服十圓日三服稍加至三十圓禁生冷滑物臭食等

傷寒熱少厥微指頭寒默默不欲食煩躁數日小便利色白者此熱除也欲得食其病為愈若厥而嘔胷脅煩滿者其後必便血

熱陽氣也少不多也厥短也微幽微處也陽不藏邪裏之陽少陽短幽微處不順接肢末而指頭寒曰傷寒熱少厥微指頭寒默默靜而不語

也不欲食是裏之陽少也煩是浮外之陽失陰內固也躁是裏之陰失陽外開也曰默默不欲食煩躁數計也小便半裏也除去也計時之陽氣內藏於卯陰土之液流通水液尿出而色白者此陽氣去藏卯也曰數日小便利色白者此熱除也食入於陰長氣於陽陰得陽長曰欲得

陰土之水得陽氣流通尿出色清而白失陽氣流通尿出色渾而黃赤渾赤色勿疑有火是火少也

食其病為愈。嘔作樞讀嘔怒聲胸半裏上也胸少陽經道也煩滿悶也若氣短於裏怒聲形於外是少陽經道中開闔之樞氣逆胸脅滿煩是滿半裏上陽氣應降不降陽不藏邪半裏下陰絡中血失其陽運而血利後陰曰若厥而嘔胸脅煩滿者其後必便血。

病者手足厥冷言我不結胷小腹滿按之痛者此冷結在膀胱關元也

陽伸則喜陽鬱則怒言我不結胷五字聞其聲壯而不喜觀其形鬱而不伸小腹至陰處也按止也之往也冷寒氣也膀四旁也胱光明也陰陽出入以關為界至陰處陰滿止而不往不通

屈伸之伸非升降之升

子午為關

傷寒指歸　厥陰篇卷之六　三十七

而痛者此非陽不藏邪短半裏下是寒氣結居四旁元陽不伸也外應手足逆冷情志鬱而不伸曰病者手足厥冷言我不結胷小腹滿按之痛者此冷結在膀胱關元也

傷寒發熱四日厥反三日復熱四日厥少熱多其病
當愈四日至七日熱不除者其後必便血
發揚也熱陽氣也四日卯時也陽氣發揚午辰
不藏卯辰則短於卯日傷寒發熱四日厥反向
還也三日午未申三時也復往來也陽氣回還
午未申三時往於卯短半裏下少乘半表上多

曰反三日復熱四日厥少熱多其病當愈四日
邪辰也七日邪辰也除去也後嗣續也其陽氣
不去藏邪辰嗣續半表下明於邪半裏下液滯
血瘀必利膿血曰四日至七日熱不除者其後
必便血

傷寒厥四日熱反三日復厥五日其病為進寒多熱
少陽氣退故為進也

四日卯辰也陽不藏卯則短於卯曰傷寒厥四
日三日午未申三時也五日戌辰也陽氣回還（進升也）
午未申三時不藏於卯則短於戌其陽氣退居（為升）
半裏上寒於半裏下多熱於半表下少曰熱反

三日復厥五日其病為進寒多熱少為治也陽氣退半裏上不來半裏下治之使陽氣藏卯來戌日陽氣退故為進也

傷寒六七日脉微手足厥冷煩躁灸厥陰厥不還者死。

六七日巳午時也，陽闔於午，不藏於卯，脉中幽微，處陰氣（陽液微細）不順接半表上，回還巳午，半裏上（而四肢逆冷）陽失陰和而煩，半表下陰失陽溫而躁，曰傷寒六、七日脉微手足厥冷煩躁。灸厥陰，其陰不溫當

用温熱法灼陰土之液其陽不還於土者死曰

灸厥陰厥不還者死

傷寒發熱下利厥逆躁不得卧者死、

陽鬬於午不藏於卯浮半裏上發熱曰傷寒發熱陽不藏卯半表下陰失陽舉不能上利而下利曰下利陽不藏卯短半裏下不順接半表上四肢逆冷曰厥逆陽不藏卯半表下陰不得陽温而躁半裏上陽不得陰固而卧曰躁不得卧

者死。

傷寒發熱下利至甚厥不止者死

止基也陽不藏邪浮半裏上發熱半表下陰失陽舉不能上利而下利下利至甚其陽不基於土陰土不温曰傷寒發熱下利至甚厥不止者死

其陰指戌亥之陰也

傷寒六七日不利便發熱而利其人汗出不止者死

有陰無陽故也

六七日巳午時也陽不藏卯其陰不利半表上回還巳午其陽便浮半裏上發熱曰傷寒六七日不利便發熱如陰液利半裏上外出毛竅為汗不和陽氣基半裏下者半裏下有陰無陽曰

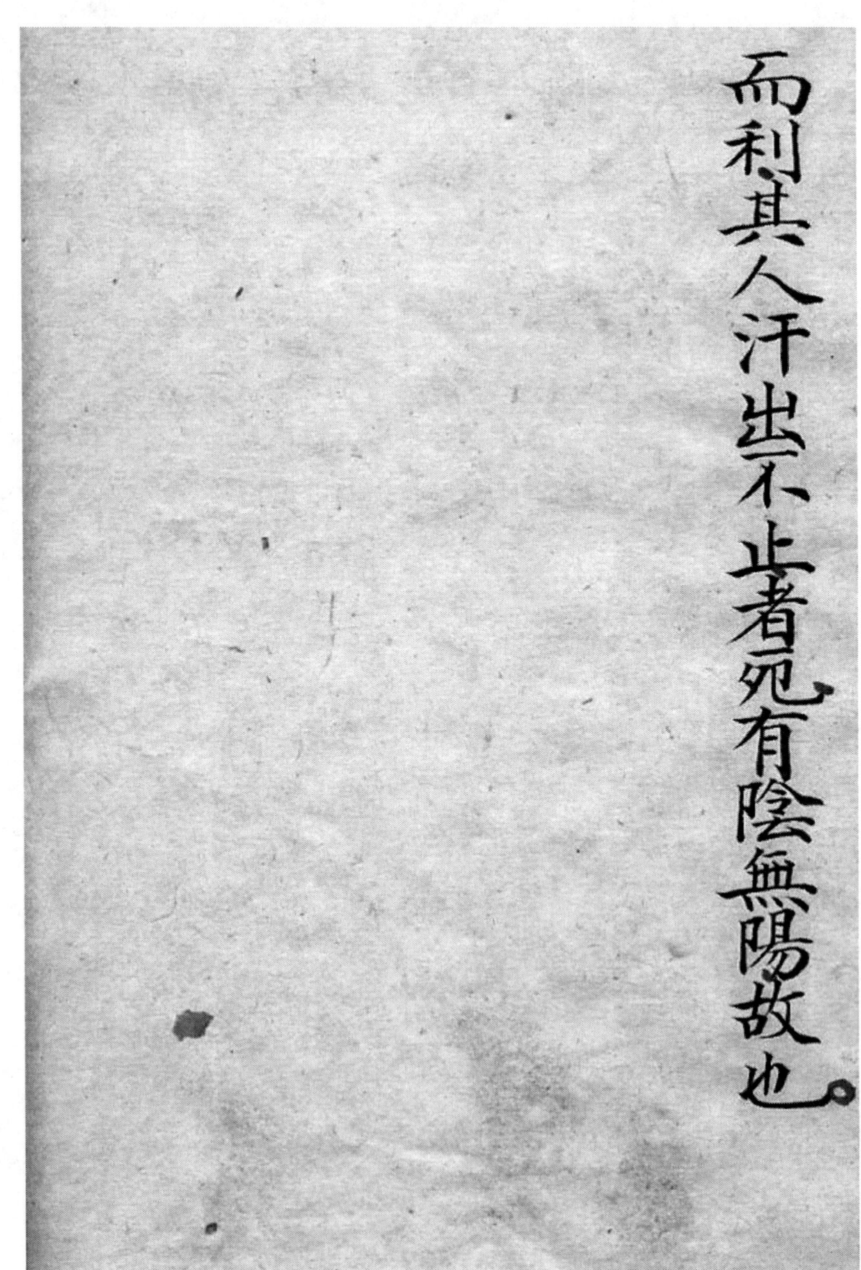

而利其人汗出不止者死有陰無陽故也

陰土之液得陽則生陽不藏丣陰土之液不生液水氣也無水結於胷曰不結胷

傷寒五六日不結胷腹濡脈虛復厥者不可下此為亡血下之死

五六日辰巳時也陽不藏丣無半裏下陰土之液震動半表上辰土回還於巳曰傷寒五六日陽浮半裏上胸中之水不結不結胷濡軟也陽不藏丣半裏下戌土陰失陽運陰液當滯腹裏鞕而不軟如腹裏軟而不鞕

是半裏下脉道中血液空虛曰腹濡脉虛。復往來也下降也亡同無陽氣來而不往短半裏下者不可用苦寒氣味降之此為半裏下陰土中血液無陽氣温生如以苦寒氣味降之裏之陰勝陽氣散而不聚則死曰復厥者不可下此為亡血下之死。

發熱而厥七日下利者為難治

七日午時也下半表下也陽氣浮外發熱如短半裏下不順接半表上四肢逆冷至日之午時半裏下陰液從半表下下利不上利者為陰陽氣液難治子午日發熱而厥七日下利者為難治

傷寒脈促手足厥冷者可灸之

促迫也灸灼也陽不藏邪迫半裏上脈中短半裏下不順接半表上四肢逆冷可用熱法灼陰土之陰陰溫陽氣自藏於邪曰傷寒脈促手足厥冷者可灸之

傷寒脉滑而厥者裏有熱也白虎湯主之

裏半裏上也熱陽氣也陽不藏邪脉滑於表而短於裏者得半裏上陽氣有餘也主白虎湯肅降天氣藏陽於邪曰傷寒脉滑而厥者裏有熱也白虎湯主之

陽氣滑利半裏表上脉中

半　下

半裏表上

傷寒指歸　厥陰篇卷之六　　三七

手足厥寒脈細欲絶者當歸四逆湯主之若其人内
有久寒者宜當歸四逆加吴茱萸生薑湯主之
　寒冷也細微也陽氣短半裏下不順接半表上
　表裏脈道陽微四肢不温曰手足厥寒脈細絶
　續也當主也歸藏也欲續其陽者主藏陽氣於
　邪毋使四時氣逆曰欲絶者當歸四逆湯主之

主當歸四逆湯

當歸氣味苦温汁濃苦能降陽氣至半裏下温能升陰液至半表上桂枝辛温温表裏經道之陰芍藥苦平疏泄表裏土氣細辛辛温温通表裏脉絡中幽微處水氣通草辛平籐蔓空通能通關節中氣滯陽能生陰陽不藏邪半裏下陰土液少以大棗甘草味厚氣濃培在下不足之

陰和內藏之陽右七味象陽數得陰復於七以水八升象陰數得陽正於八煮取三升象三陽陽數包藏土中去滓溫服一升象一陽開子日三服象三陽闔午久常於中也如其人中土之

適當歸四逆加吳茱萸生薑湯

氣常寒者土中陰濁加吳茱萸威烈之氣開陰土濁陰生薑辛溫化氣横行疏泄表裏土氣日

傷寒指歸　厥陰篇卷之六　三九

若其人内有久寒者宜當歸四逆加吴茱萸生薑湯主之以水六升清酒六升象陰數得陽變於亥陽數得陰還於巳和煮取五升去滓分温五服象陰陽氣液從中土開子生出辰土闔午下入戌土

當歸四逆湯方

古之通草即今之木通也非是白通草也

當歸三兩　桂枝去皮三兩　芍藥三兩　細辛三兩

甘草炙二兩　通草二兩　大棗三十五箇

右七味以水八升煮取三升去滓温服一升日三服

當歸四逆加吴茱萸生薑湯方

即前方加吴茱萸半升生薑三兩以水六升清

傷寒指歸　厥陰篇卷之六　罕

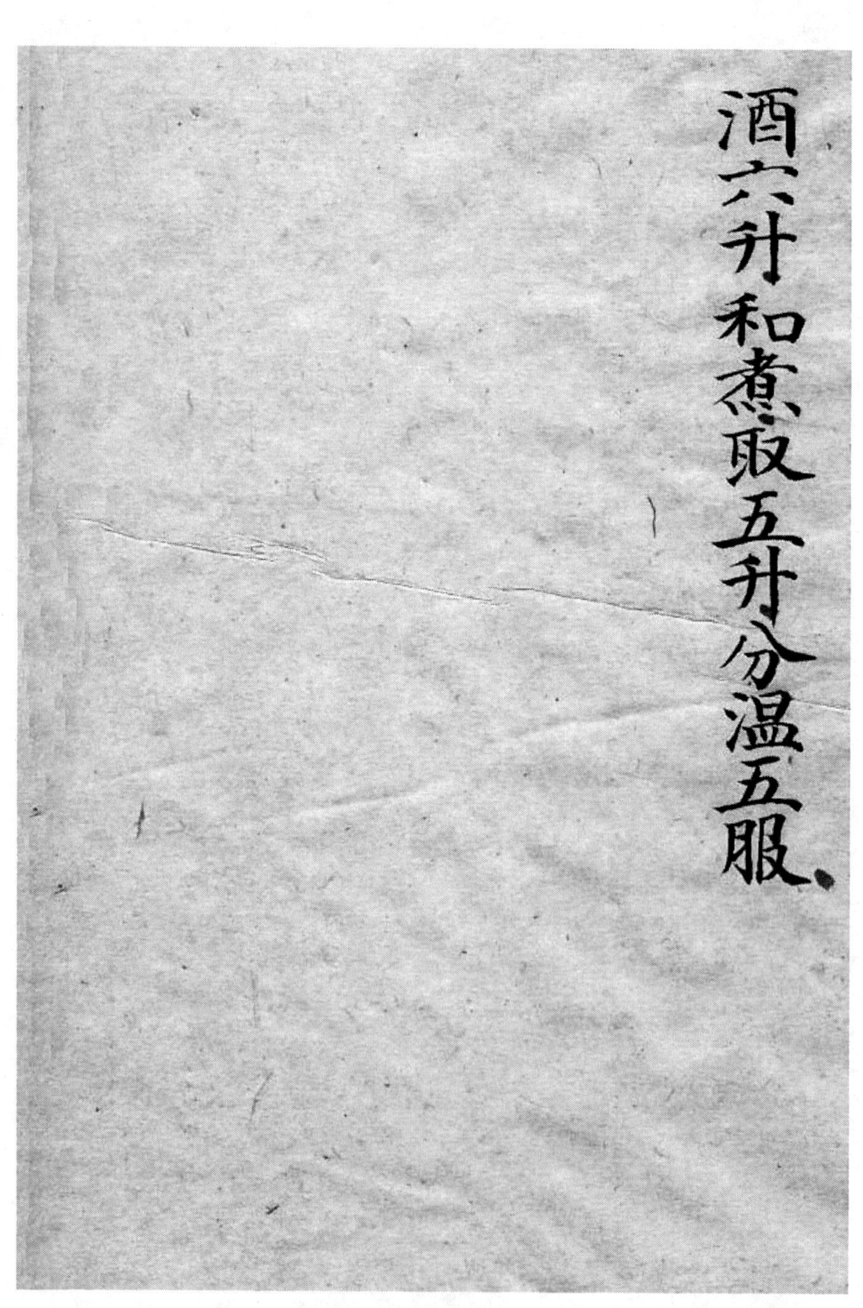

酒六升和煮取五升分温五服

大汗出熱不去內拘急四肢疼又下利厥逆而惡寒者四逆湯主之

大猛也汗陰土液也熱陽氣也陰土之液猛出毛竅不和陽氣去藏於邪曰大汗出熱不去內裏也拘急不舒也陰液外泄毛竅不和陽氣去藏於邪裏陰不舒四肢之陰失陽氣溫通而疼

曰內拘急四肢疼陽氣不去藏於邪脾土陰液
失陽氣左旋上舉而下利曰又下利陽氣不去
藏邪短半裏下不順接半表上半表陰失陽溫
而惡寒曰厥逆而惡寒者四逆湯主之主甘草
主四逆湯
乾薑甘溫氣味溫土藏陽陽短半裏下取附子
大辛大溫助陽氣附子時而生四時陰陽轉運

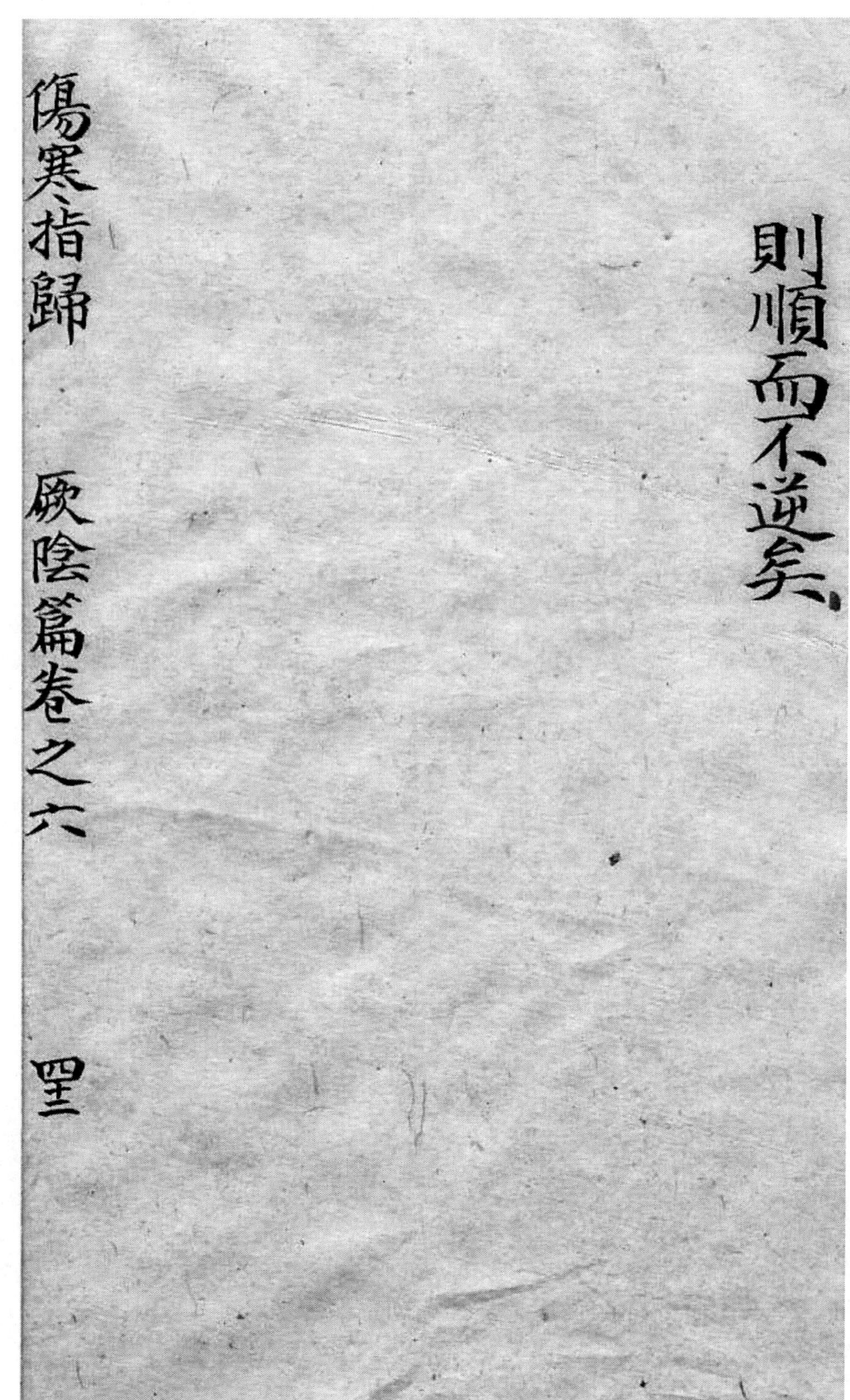

則順而不逆矣

傷寒指歸　厥陰篇卷之六　四二

大汗若大下利而厥冷者四逆湯主之

陽得陰助則温陰得陽助則温陰土之液猛出毛竅陽失陰助陽短肢末而四肢厥冷者或陰土之液猛從半表下轂道旁下利陽失陰助陽短肢末而四肢厥冷者主四逆湯辛甘温法温土藏陽陰土氣暖陰得陽生其液亦不外泄否

傷寒指歸　厥陰篇卷之六　四三

則陰去陽脱，曰大汗若大下利而厥冷者四逆湯主之。

病人手足厥冷脈乍緊者邪結在胷中心下滿而煩
饑不能食者病在胷中當須吐之宜瓜蒂散
乍忽也緊不舒也邪不正也結水氣裏結也胷
中半裏上也心下脾土也病人病陽氣浮半表
上短半裏下陰陽不相順接外應手足厥冷脈
道中陰氣忽然緊而不舒者者固也者箇水氣

偏

裏結在半裏上其陽不能正午藏邪脾土之陰失陽氣溫疏悶而煩曰病人手足厥冷脈乍緊者邪結在胸中心下滿而煩水氣裏結在半裏上半表之陽不得天氣清降半裏之陰不得陽氣溫升其穀不能蒸熟曰饑不能食者病在胸中當主也須發也吐嘔也之指半裏上壅塞之

地氣不升
天氣不降

水也適瓜蒂散主宣發胷中壅塞之水從口吐出其陽正午藏卯陰陽氣液自然順接表裏曰當須吐之宜瓜蒂散

傷寒六七日大下後寸脈沈而遲手足厥逆下部脈不至咽喉不利唾膿血泄利不止者為難治麻黄升麻湯主之

六七日巳午時也大猛也後半裏也寸主半表上沈主半裏下遲緩也陽不藏邪短半裏下陰土之液失陽氣蒸運還巳復午其液猛從半表

傷寒指歸　厥陰篇卷之六　巽

下下利半裏半表脈中陽失陰助遲而緩曰傷寒六七日大下後寸脈沈而遲陽氣短半裏下戌土不順接半表上辰土外應手足不溫曰手足厥逆下部半裏下也咽因地氣以溫通喉候天氣以清利陽不藏戼半裏下脈中陰液失陽氣蒸運至咽咽喉為之不利曰下部脈不至咽

喉不利唾口液也陽不藏邪半裏上陰液失陽
氣蒸運滯而為膿陽不藏邪陽絡鬆而不固曰
唾膿血難患也半裏下陰液失陽氣蒸運從半
表下穀道旁泄利不止者為陽氣患半裏上無
陰固之而内藏陰液利半表下無陽溫之而上
舉陰陽氣液不治子午曰泄利不止者為難治

主麻黄升麻湯

傷寒指歸　厥陰篇卷之六　罡

麻黄升麻湯主之。麻黄苦温，升麻甘平，舉下陷陰液，榮半表上；甘草、乾薑氣味甘温，温戊土之陰，内藏其陽；石膏、知母、黄芩氣味苦寒，堅半裏上之陰，内固其陽；桂枝辛温，温通表裏經道之陰；芍藥苦平，疏泄表裏土氣。陽不藏，邪土中陰液不足，以天門冬苦平、當歸苦温、白朮甘温歲

麩甘平四味體多津液助土中不足之陰以和
來復之陽茯苓本松木之精華藉土中陰陽氣
液轉運結成氣味甘平色白能入陰土轉運陰
陽氣液環抱周身和利上下表裏右十四味象
天生地成十數轉運四方以水一斗先煮麻黄
一兩沸去上沫象生成之數包藏土中一陽舉

二陰耦之内諸藥煮取三升象三陽陽數得陰闔午藏邪去滓分溫三服象三陰陰數得陽開子明邪相去如炊三斗米頃令盡汗出愈汗陰土液也象陽數緩緩藏於土中蒸陰液環轉表裏毋相急也

麻黄升麻湯方

升
麻一兩一分 當歸一兩一分 黃芩十八銖 麻黃二兩半去節
葳蕤十八銖 知母十八銖 石膏碎綿裹 白朮六銖
天門冬六銖 芍藥六銖 乾薑六銖 桂枝六銖
茯苓六銖 甘草六銖炙
右十四味以水一斗先煮麻黃一兩沸去上沫
內諸藥煮取三升去滓分溫三服相去如炊三

傷寒指歸 厥陰篇卷之六 罡咒

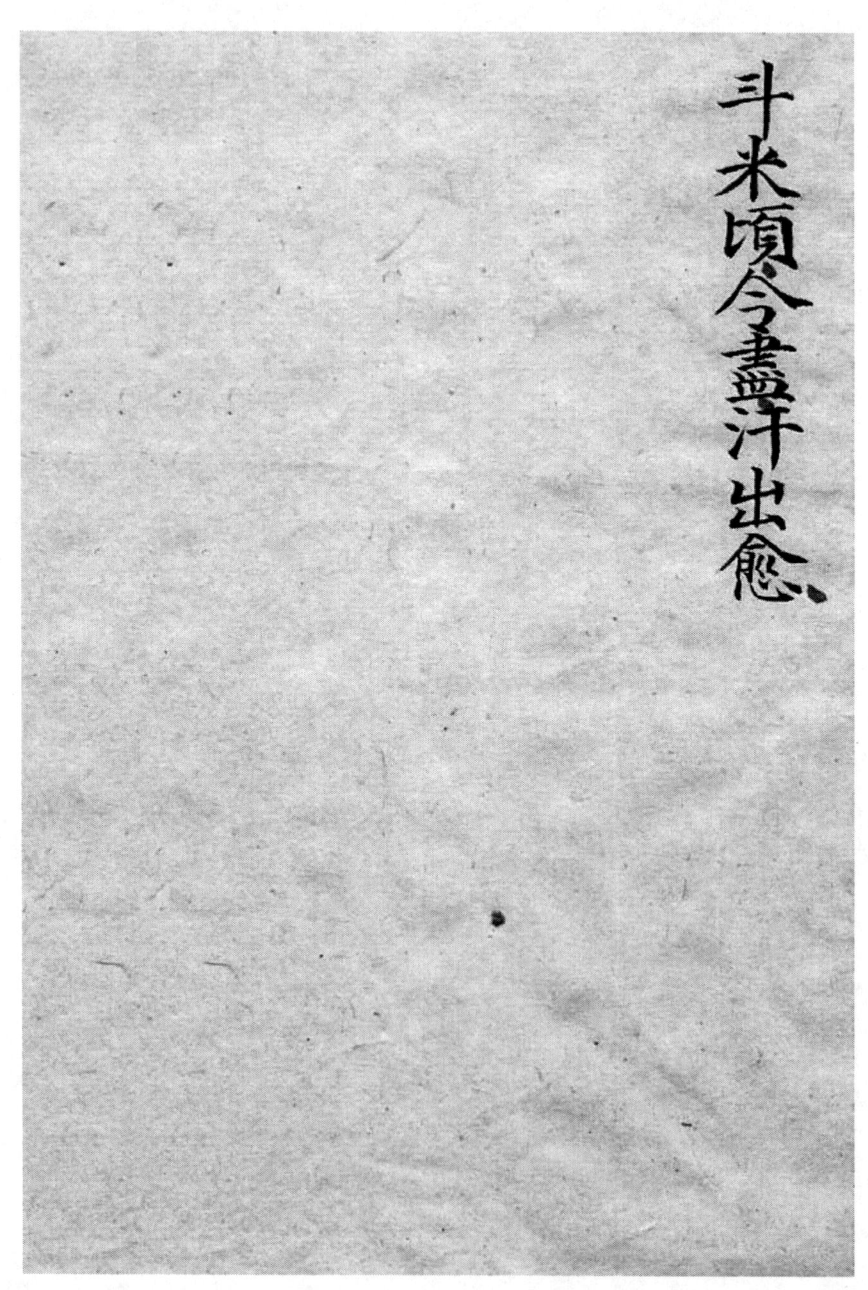
斗米頃今盡汗出愈

傷寒本自寒下醫復吐之寒格更逆吐下若食入口即吐乾薑黃連黃芩人參湯主之

本始也下半裏下也醫意也復返也吐舒也之往也陽氣始午內闔不藏邪自寒半裏下以意會之返陽氣藏邪從子左舒前往半表曰傷寒本自寒下醫復吐之寒陰氣也格捍格也逆不

傷寒指歸　厥陰篇卷之六　卒

順也、下半表下也陽不藏邪半裏下陰氣捍格陽氣更不順時內藏左舒半表下曰寒格更逆吐下。口屬半裏上也吐嘔也如陽氣始午內闔而逆半裏上其氣不降得食則嘔曰若食入口

主乾薑黃連黃芩人參湯

即吐乾薑黃連黃芩人參湯主之。陽不藏邪陰土不溫陰液不生主乾薑辛溫溫陰土之液黃

變生也

連黄芩苦寒堅半裏上表陰降逆上之陽人參
甘寒多汁助陰土之液和内藏之陽右四味象
陰陽氣液轉運四方以水六升象陰數得陽變
於六煑取二升去滓分温再服象陽數舉二陰
偶之

乾薑黄連黄芩人參湯方

傷寒指歸　厥陰篇卷之六　至

乾薑 三兩 黄連 三兩

黄芩 三兩 人參 三兩

右四味以水六升煮取二升去滓分温再服

下利有微熱而渴脈弱者今自愈

下半表下也有得也微幽微處也熱陽氣也渴欲飲也陰液利半表下不利半表上得幽微處陽氣來復半表陽失陰和而欲飲曰下利有微熱而渴今是時也愈進也脈弱者明其陰液利半表下幽微處陽氣來復半表陽失陰和陽氣

當數牟表脈中是時不數而弱者陰液自和陽氣前進曰脈弱者今自愈

下利脈數有微熱汗出今自愈設脈緊爲未解

下半表下也數煩也微幽微處也熱陽氣也今是時也愈進也緊不舒也解緩也陰液利半表下不利半表上脈中陽失陰和而煩曰下利脈數得幽微處陽氣和陰土之液外出是時陰陽氣液自進半表上回還半裏曰有微熱汗出今

傷寒指歸　厥陰篇卷之六　巠

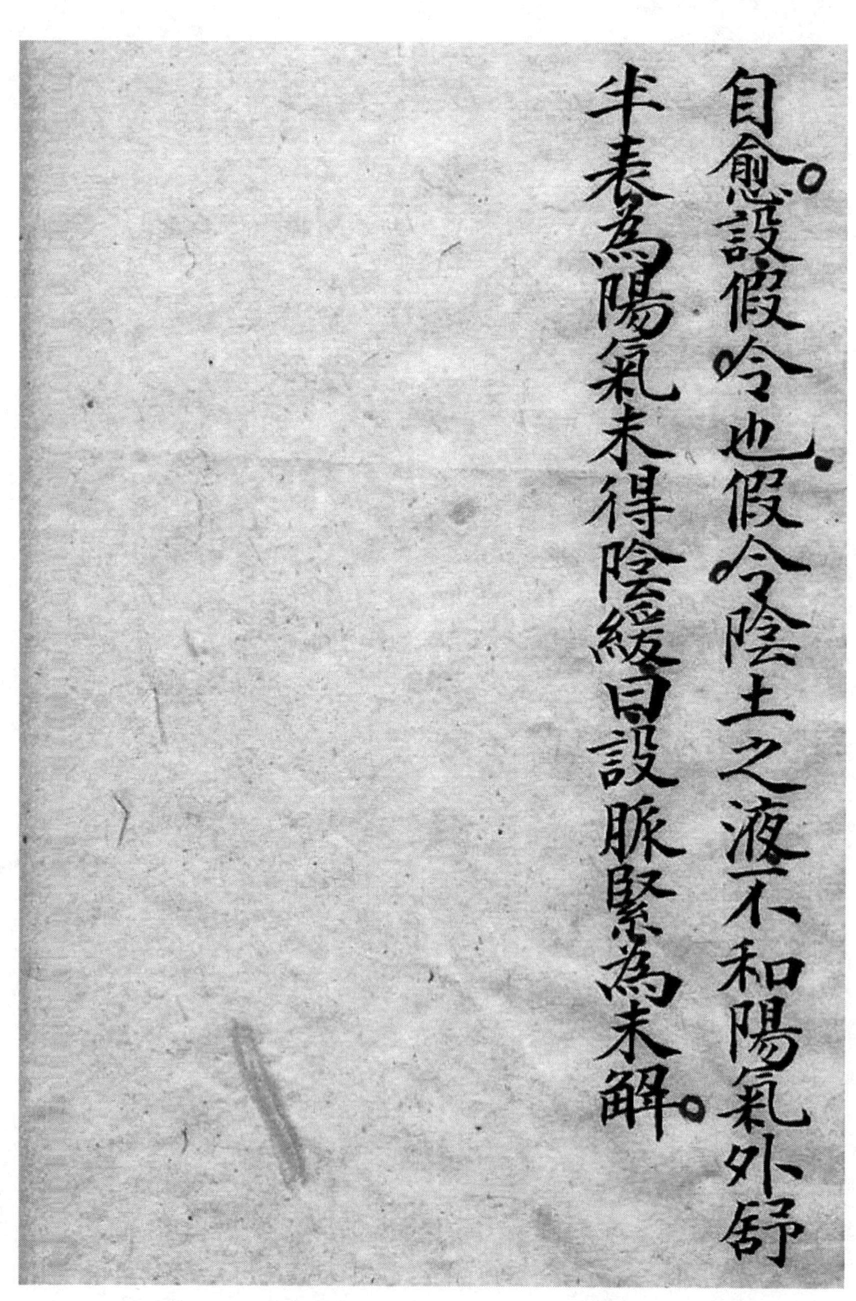

自愈。設假令也。假令陰土之液不和，陽氣外舒，半表為陽氣未得陰緩，曰設脉緊為未解。

傷寒四五日腹中痛若轉氣下趨少腹者此欲自利也

四五日卯辰時也陽不藏卯半裏下水氣不明於卯震動於辰腹中氣滯不通而痛曰傷寒四五日腹中痛半裏下水氣失陽氣轉運半表上下趨少腹欲從半表下下利曰若轉氣下趨少

腹者此欲自利也。

下利手足厥冷無脈者灸之不温若脈不還反微喘者死少陰負趺陽者為順也

陰液利半表下手足厥冷是半裏脈中無陽氣和陰液轉運半表上曰下利手足厥冷無脈者灸灼也之指半裏下陰也半裏下脈中若無陽氣還於裏當用熱藥温裏灼之不温陽氣不還

幽微處陰氣反逆半裏上崙從口出而喘曰炙之不温若脉不還反微喘者死負依也趺附也少陰陰氣依附于時陽氣轉運半表為順曰少陰負趺陽者為順也

下利寸脈反浮數尺中自濇者必清膿血

寸脈主半表上也數煩也陰液利半表下不和陽氣回還半表上半表上陽無陰和氣浮而煩曰下利寸脈反浮數尺中主半裏下也自從也濇不滑也清寒也陽氣浮半表上半裏下陰失陽温其陰從濇不從滑脈絡中血液氣寒曰尺

傷寒指歸　厥陰篇卷之六　奚

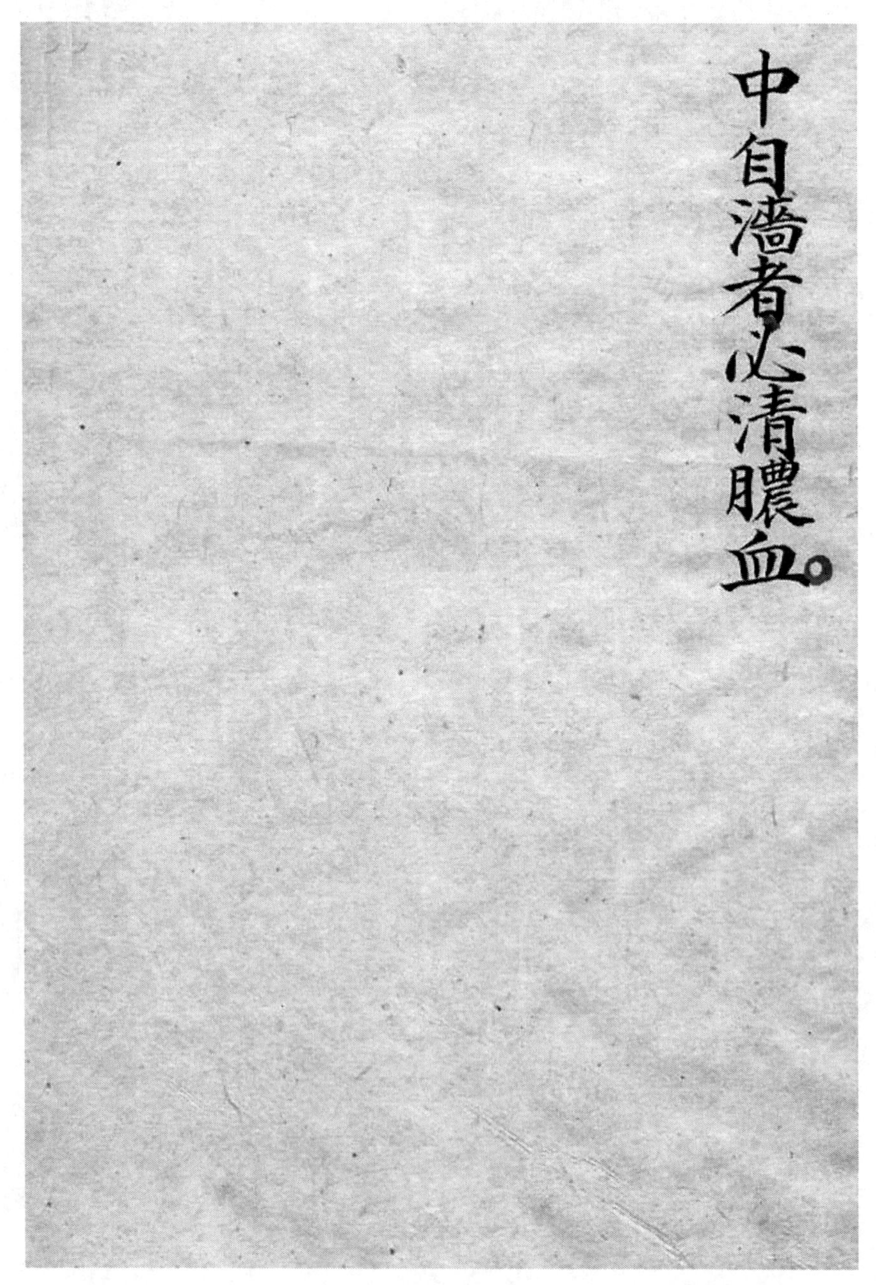

中自濇者必清膿血。

下利清穀不可攻表汗出必脹滿

清寒也穀生也陰液利半表下半裏下氣寒生陽不足當温其裏使半裏下陽復陰生曰下利清穀表陽也半裏下陽少不可攻伐裏之陰液外達半表如攻之裏之陰液更虚陽不内藏陰失陽運必增脹滿曰不可攻表汗出必脹滿

傷寒指歸　厥陰篇卷之六　巫

下利脉沈弦者下重也脉大者為未止脉微弱數者為欲自止雖發熱不死

沈裏也弦則為寒重不輕也陰液利半表下不得半裏脉中陽氣輕舉上利而下重也曰下利脉沈弦者下重也大則為虚陽氣浮外虚内不能輕舉陰液上利曰脉大者為未止微細也弱

未壯也數陽也脉不見太而見細弱浮外之陽
氣内藏未壯之陰得陽氣轉運其陰可輕舉上
利不下利曰脉微弱數者為欲自止陰得陽運
陽得陰和曰雖發熱不死

下利脈數而渴者今自愈設不差必清膿血以有熱故也

數陽氣也渴欲飲也今是時也愈進也陰液利半表下不和陽氣利半表上陽失陰和而口渴欲飲是時陽得陰和從半表上前進半裏曰下利脈數而渴者今自愈差不齊也必表識也膿

傷寒指歸　厥陰篇卷之六　五九

血乃液與血所化以爲也有質也熱陽氣也設陰陽氣液不齊於午表識半裏下氣寒陰液及血失陽氣溫運内滯脉絡而爲膿血曰設不差必清膿血必清膿血之所以然者爲質陽氣浮半表上半裏下氣寒之故曰以有熱故也

少讀去聲

下利脉沈而遲其人面少赤身有微熱下利清穀者必鬱冒汗出而解病人必微厥所以然者其面戴陽下虛故也

下半表下也沈濁默也遲滯也面半裏上也顔赤

指面上氣色也陰液利半表下脉中陰氣重濁不起陽氣轉運遲滯得浮半裏上面顔少而赤曰

傷寒指歸　厥陰篇卷之六　卆

下利脈沈而遲其人面少赤身可屈伸也有質也微無也熱陽氣也陰液利半表下陽氣屈伸半裏上質無陰液緩陽氣藏邪曰身有微熱清寒也穀生也冒覆也陰液利半表下半裏下土寒無陽氣溫生表識陽無陰緩鬱覆半裏上不藏於邪曰下利清穀者必鬱冒汗陰土液也出

進也解緩也微無也陰土氣液前進半表半裏
上能緩陽氣藏邪必無陽氣短半裏下曰汗出
而解病人必微厥所以然者其陽氣覆半裏上（而戴 是陽）
虛半裏下曰所以然者其面戴陽下虛故也

傷寒指歸　厥陰篇卷之六　奎

下利後脈絶手足厥冷晬時脈還手足温者生脈不還者死

下半表下也後半裏也絶不續也陰液利半表下脈中陽氣不續半表上回還半裏下四肢不温曰下利後脈絶手足厥冷晬時周十二時也子時脈中陽氣還手足温者生子時脈中陽氣

不還手足冷者死。曰：晬時脈還，手足温者生，脈不還者死。

傷寒下利日十餘行脈反實者死

陽不藏邪陰土之液失其陽運而利半表下曰

（陰液下陷不合）

傷寒下利日十餘行謂日之十二時辰五行行

其中（間）也實充實也五行轉運表裏間未嘗停息

脈中陽氣反充實半裏上不能藏邪轉運陰土

之陰液上利半表回還半裏五行停息曰日十

傷寒指歸　厥陰篇卷之六　奎

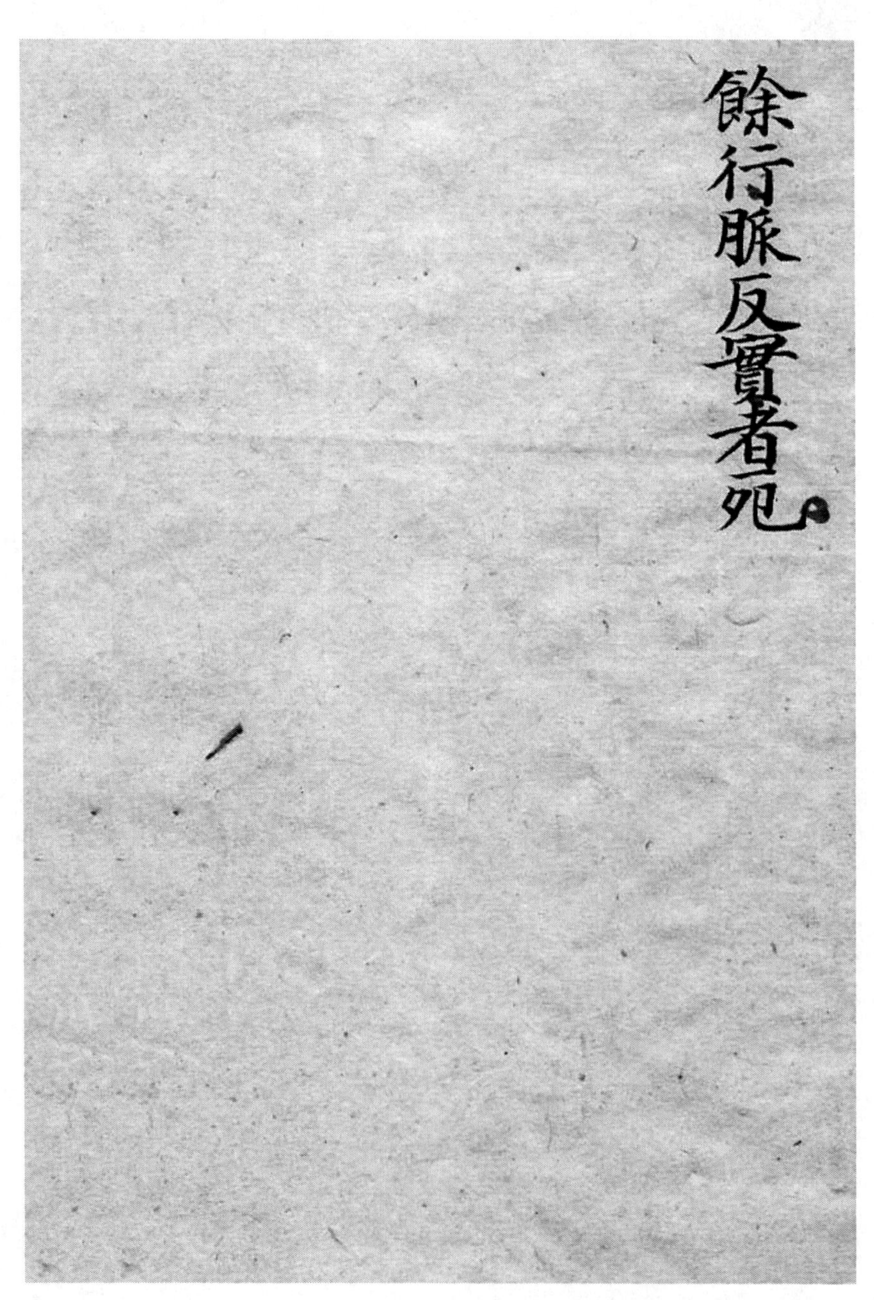

餘行脈反實者死

下利清穀裏寒外熱汗出而厥者通脈四逆湯主之
脾土氣寒陰液不能得陽氣溫生半表上而利
半表下曰下利清穀裏半裏也外半表也熱陽
氣也脾土氣寒半裏陰液不能得陽氣溫生半
表半表陽失陰固而發熱曰裏寒外熱陰土之
液外出毛竅為汗半表陽無陰固半裏陰無陽

主通脈四逆湯

温陰陽氣液短於表裏手足逆冷曰汗出而厥者通脈四逆湯主之以生附子大辛大温助予水中元陽甘草乾薑氣味甘温用乾薑三兩之多取氣勝於味温半裏下之陰使陰陽氣液來復於土毋使下利外泄

熱利下重者白頭翁湯主之

（熱陽氣也）下半表下也重不輕也陽氣利半裏上不利半表下半表下之陰重而不輕（主白頭翁湯）曰熱利下重者白頭翁湯主之白頭翁氣味苦溫其質無風反搖有風反靜取之能靜在上陽氣黃連黃蘗秦皮皆苦寒之品苦為火味寒為水氣苦寒能固陽

傷寒指歸　厥陰篇卷之六　六五

氣内藏於土陽氣内藏半表下之陰得陽氣上舉自不下重右四味象陰陽氣液轉運四方以水七升象陽數得陰變於七煑取二升二陰數也去滓温服一升象二陰偶一陽回還半裏下愈進也陽氣不前進半裏下更服一升使陽氣前進來復於子

白頭翁湯方

白頭翁　二兩　黃檗　三兩

秦皮　三兩　黃連　三兩

右四味以水七升煮取二升去滓溫服一升不

愈更服一升

下利腹脹滿身體疼痛者先温其裏乃攻其表温裏宜四逆湯攻表宜桂枝湯

下半表下也腹復也身伸也舒也體第也裏半裏也乃繼也攻治也表半表也陽氣不來復腹中脾土氣寒半裏下陰液不能蒸運半表上而利半表下陽氣不來復腹中脾土陰滯而滿陰

傷寒指歸　厥陰篇卷之六　六七

液陽氣不能伸舒次第表裏表裏之陰不通而痛曰下利腹脹滿身體疼痛者先用辛甘熱法温半裏下之陰半裏下陰温土疏陰陽氣液循半裏經道來復於子繼用辛甘温法治半裏上之陰半裏上陰温土疏陰陽氣液循半表經道來復於午曰先温其裏乃攻其表温裏宜四逆

湯攻表宜桂枝湯

傷寒指歸　厥陰篇卷之六　六十八

問曰病有急當救裏救表者何謂也師曰病醫下之
續得下利清穀不止身體疼痛者急當救裏後身疼
痛清便自調者急當救表也
病病一陽陽氣浮外也醫意也下之指半裏下
陰也續繼續也得相得也清寒也穀生也止足
也身伸也舒也體第也病一陽陽氣浮外以意

傷寒指歸　厥陰篇卷之六　究

會之半裏下不溫當繼續陽氣下利相得於裏陽氣不下利半裏下氣寒生陽不足以伸舒半表半表經絡之陰次第不通疼痛者急主救半裏下之陰回陽氣來復半表經絡也曰病醫下之續得下利清穀不止身體疼痛者急當救裏。後指半裏上也便順利也調和也陽氣不足以

伸舒半裏上半裏經絡之陰不通疼痛使陽氣順利自和者急主救半裏上之陰回陽氣來復半裏經絡也曰後身疼痛清便自調者急當救表也

下利欲飲水者以有熱故也白頭翁湯主之

下半表下也以因也有得也熱陽氣也陰液利半表下欲飲水者因得陽氣浮半裏上不內藏半裏下蒸化陰土之陰回還半表上以潤其燥

主白頭翁湯

曰下利欲飲水者以有熱故也白頭翁湯主之

主苦寒氣味固陽氣內藏陰土之液得陽氣蒸

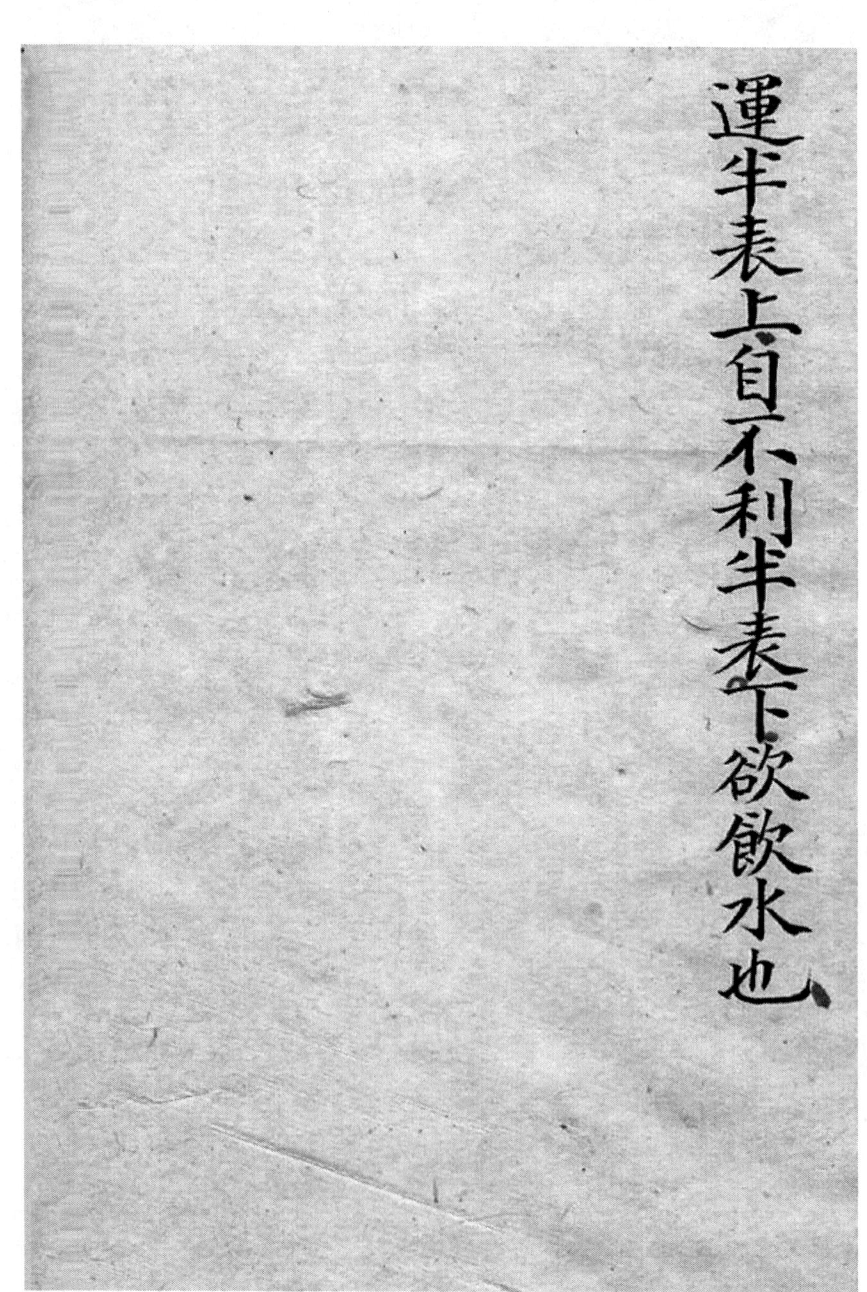

運半表上自不利半表下欲飲水也

下利譫語手足冷此陰無陽溫陰液從下脱陽無陰固陽氣從上脱不可用小承氣湯

下利譫語者有燥屎也宜小承氣湯

有質也燥屎陰也陰液利半表下半表上陽失陰和譫語者質半裏下陰土氣燥陰陽不和利表裏適小承氣湯寒多溫少氣味寒固半表上陽氣溫疏半裏下土氣曰下利譫語者有燥屎也宜小承氣湯

下利後更煩按之心下濡者爲虛煩也宜梔子豉湯

下半表下也後半裏也更復也按止也之往也心下脾土也濡軟也虛陰中陽虛也煩陽中陰虛也陰液利半表下不來復半裏上陽失陰和而煩陽氣浮半表上陰液利半表下陰陽氣液止而不往脾土之陰失其陽溫當鞕而不軟如

傷寒指歸　厥陰篇卷之六　七十三

如陰液堅結於裏不可用梔子豉湯如大便舊溏不可用梔子豉湯

鞕而不鞕者此無陰液堅結於裏爲陰土中陽虛陽土中陰虛也適梔子豉湯交濟水火水火濟則利止煩除曰下利後更煩按之心下濡者爲虛煩也宜梔子豉湯

嘔家有癰膿者不可治嘔膿盡自愈

有得也癰壅也津液壅滯失其陽運化爲膿也

如嘔家有膿者不可治嘔膿盡陽氣得運自愈

曰嘔家有癰膿者不可治嘔膿盡自愈

嘔膿時如脈彊至數不分清四肢不溫陽氣脫象

嘔而脈弱小便復利身有微熱見厥者難治四逆湯主之

脈指半表之脈也弱不強也陽得陰則強嘔膿時而半表上脈中陰氣不足陽氣不強曰嘔而脈弱小便半裏也膿盡半裏之陰復利半表其陽氣未得陰固而身有微熱曰小便復利身有

傷寒指歸　厥陰篇卷之六　七五

微熱如見陰氣短半表上者是患陽氣不足半裏下也主四逆湯曰見厥者難治四逆湯主之主附子大辛大温温生在裏之陰助陽氣附子時左開毋使四方陰陽氣液逆於表裏也

陰非陽不生
陽非陰不生

乾嘔吐涎沫頭痛者吳茱萸湯主之

乾燥也半裏下陰液逆不能區別半表上半表上氣燥不潤則乾嘔半裏上陰液逆而不降化為涎沫則從口吐半裏上陰逆不降頭部之陰亦逆不降則頭痛曰乾嘔吐涎沫頭痛者吳茱萸湯主之濁陰逆半裏上非威烈氣味不能衝開

以茱萸大辛大溫氣味威烈衝半裏上濁陰使之須臾下降生薑辛溫化氣橫行疏泄土氣溫通半裏陰液使之左開以人參甘寒大棗味濃汁厚和半表陽氣使之右闔。

嘔而發熱者小柴胡湯主之

半裏下陰液不能區別半表逆半裏上則嘔半表上陽氣無陰和之右闔則熱主小柴胡湯益半表上陰液和陽氣闔午藏卯曰嘔而發熱者小柴胡湯主之

傷寒大吐大下之極虛復極汗出者以其人外氣怫鬱復與之水以發其汗因得噦所以然者胃中寒冷故也

大猛也吐嘔也下半表下也之指中土陰陽氣液也陽不藏邪隨陽氣轉運半裏上之陰液無所區別從口猛吐半裏下陰土之液失其陽舉

從半表下穀道旁猛瀉中土陰陽氣液極虛曰傷寒大吐大下之極虛復反也極至也外表也陽不藏邪陰土之液亦不藏邪反至半表上汗出者因其人半表上陽氣怫鬱不藏於邪曰復極汗出者以其人外氣怫鬱與以也水土之液也噦氣逆也胃中指半表上辰土中也陽不藏

噦指上文怫鬱

邪以土之液亦不藏邪揚半裏上爲汗因得氣逆之所以然者陽不藏邪戍土氣寒辰土氣冷故也曰復與之水以發其汗因得噦所以然者胃中寒冷故也

傷寒噦而腹滿視其前後知何部不利利之則愈

噦氣逆也陽不藏卯則氣逆半裏上氣逆半裏上不來復半裏下陰土之陰失其陽運而滿曰傷寒噦而腹滿前半表也後半裏也陽不藏卯視其半表半裏之陰何部不利陰得陽利則愈曰視其前後知何部不利利之則愈

傷寒指歸　厥陰篇卷之六　八十

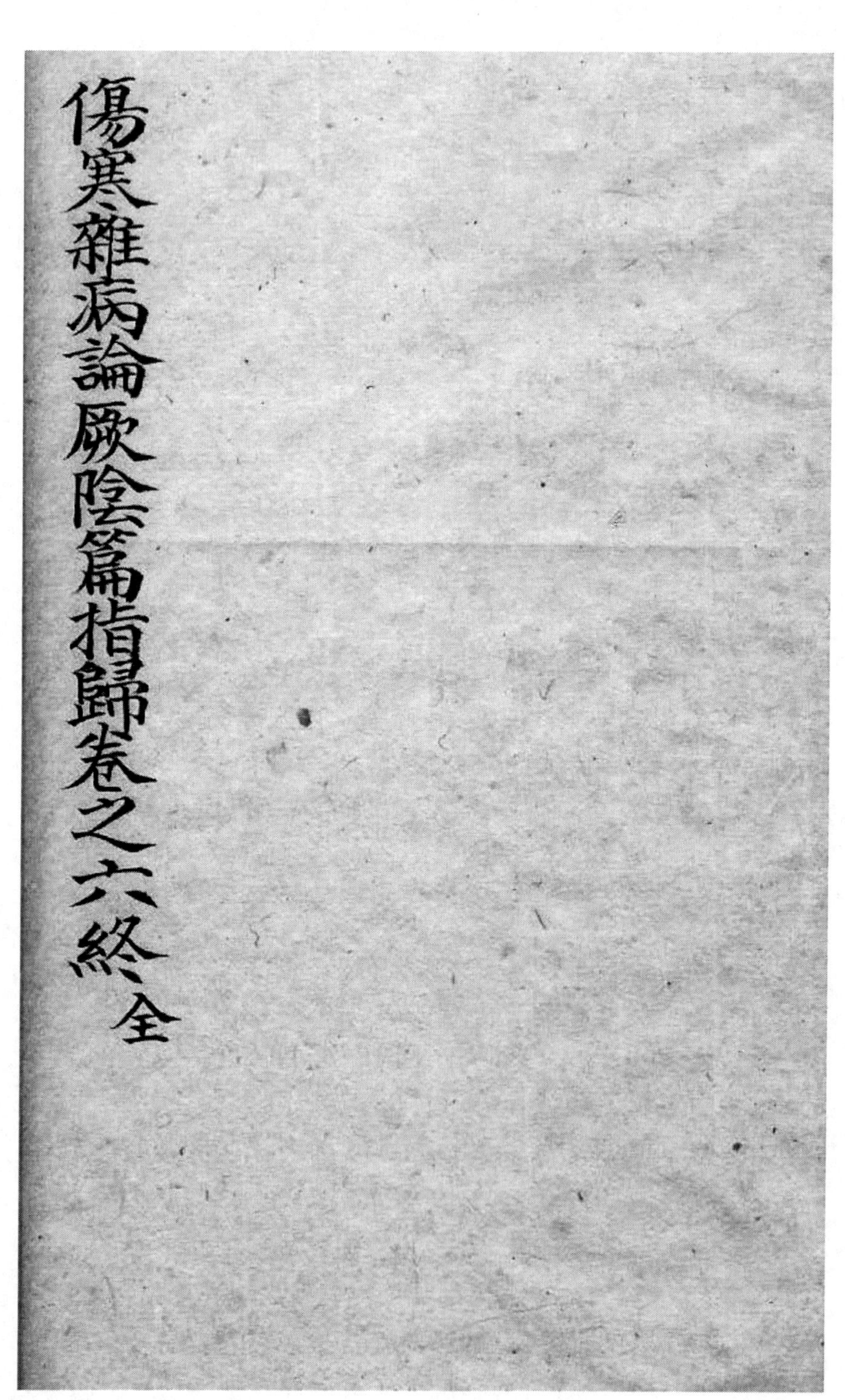

傷寒雜病論厥陰篇指歸卷之六終 全